Stefanie Hellmann | Rosa Rößlein

Expertenstandard Schmerzmanagement in der Pflege

Fallbeispiele & Formulierungshilfen

3., aktualisierte Auflage

Mit vielen Praxisbeispielen – (teil-)stationär & ambulant

schlütersche

Stefanie Hellmann ist Diplom-Pflegewirtin (FH), Dozentin, Heimleiterin und staatlich examinierte Altenpflegerin.

Rosa Rößlein ist Gerontologin (M.Sc.), Diplom-Pflegewirtin (FH) und Mitarbeiterin beim Medizinischen Dienst Bayern.

»Ein gutes Schmerzmanagement ist die Basis aller Lebensqualität.«

STEFANIE HELLMANN

Bibliografische Information der Deutschen Nationalbibliothek
Die Deutsche Nationalbibliothek verzeichnet diese Publikation in der Deutschen Nationalbibliografie; detaillierte bibliografische Daten sind im Internet über http://dnb.de abrufbar.

ISBN 978-3-8426-0882-5 (Print)
ISBN 978-3-8426-9156-8 (PDF)
ISBN 978-3-8426-9157-5 (EPUB)

3., aktualisierte Auflage

Aus Gründen der besseren Lesbarkeit wurde in diesem Buch häufiger die männliche Form gewählt, nichtsdestoweniger beziehen sich Personenbezeichnungen gleichermaßen auf Angehörige des männlichen und weiblichen Geschlechts sowie auf Menschen, die sich keinem Geschlecht zugehörig fühlen.
Autorinnen und Verlag haben dieses Buch sorgfältig erstellt und geprüft. Für eventuelle Fehler kann dennoch keine Gewähr übernommen werden. Weder Autorinnen noch Verlag können für eventuelle Nachteile oder Schäden, die aus in diesem Buch vorgestellten Erfahrungen, Meinungen, Studien, Therapien, Medikamenten, Methoden und praktischen Hinweisen resultieren, eine Haftung übernehmen. Insgesamt bieten alle vorgestellten Inhalte und Anregungen keinen Ersatz für eine medizinische Beratung, Betreuung und Behandlung.
Etwaige geschützte Warennamen (Warenzeichen) werden nicht besonders kenntlich gemacht. Daraus kann nicht geschlossen werden, dass es sich um freie Warennamen handelt.

Lektorat: Claudia Flöer, Text & Konzept Flöer
Covermotiv: StockVector – stock.adobe.com
Covergestaltung und Reihenlayout: Lichten, Hamburg
Satz: Sandra Knauer Satz · Layout · Service, Garbsen
Druck und Bindung: Salzland Druck GmbH & Co. KG, Staßfurt

Inhalt

Vorwort

Akute, chronische oder zu erwartende Schmerzen beeinträchtigen die Lebensqualität der Betroffenen. Gesellt sich zum Schmerz noch ein unzureichendes Schmerzmanagement hinzu, kann es zu physischen und psychischen Beeinträchtigungen und Einschränkungen in der sozialen Teilhabe kommen. Oft haben die Betroffenen das Gefühl, keinen Einfluss auf die Schmerzen nehmen zu können. Sie können kaum noch an einem lebenswerten Leben teilnehmen, ihren Alltag nicht mehr selbstständig fortführen, Kontakte zu anderen Menschen nicht weiterverfolgen. Auch die konkrete Behandlung von Schmerzen ist nach wie vor eine Herausforderung. Manchmal fühlen sich die Betroffenen einem Medizinbetrieb ausgeliefert, der sie nicht ernst nimmt, oder ihre Schmerzen nach »Schema F« behandeln will. Medikamente sind aber nur ein Teil einer guten Schmerzbehandlung. Zu einem Schmerzmanagement gehört mehr.

Pflegefachkräfte spielen beim Schmerzmanagement eine zentrale Rolle. Durch ihre pflegerische Tätigkeit haben sie einen häufigen und intensiven Kontakt zu den Betroffenen. Zu ihren Aufgaben gehört es, Schmerzen rechtzeitig zu erkennen, hinsichtlich ihrer Art zu unterscheiden und gemäß ihrer Intensität einzuschätzen. Gemeinsam mit anderen Berufsgruppen sollen Pflegefachkräfte entsprechende individuelle Maßnahmen planen und durchführen.

Die Basis des pflegerischen Schmerzmanagements ist nun in einem gemeinsamen Expertenstandard zusammengefasst, indem akute und chronische Schmerzen nicht mehr getrennt voneinander gesehen werden. Dadurch werden die Anforderungen an die Pflegepraxis besser berücksichtigt und das Phänomen Schmerz in seiner Gesamtheit betrachtet.

Wichtig **Ein Expertenstandard zum Schmerzmanagement in der Pflege**

Der Expertenstandard »Schmerzmanagement in der Pflege« hat zum Ziel, dass jeder Mensch mit akuten, chronischen oder zu erwartenden Schmerzen ein individuelles angepasstes Schmerzmanagement bekommt. Damit soll die Entstehung sowie die Chronifizierung von Schmerzen und schmerzbedingten Krisen vorgesorgt oder Schmerzen beseitigt werden. Gleichfalls sollen durch das pflegerische Schmerzmanagement eine angemessene Schmerzsituation und der Erhalt einer optimalen Lebensqualität und Funktionsfähigkeit erreicht werden.*

* Vgl. DNQP (2020): Expertenstandard Schmerzmanagement in der Pflege. Osnabrück, S. 27

Das pflegerische Schmerzmanagement gehört demnach zu den zentralen Aufgabenbereichen der professionellen Pflege. Die Basis dafür ist ein erfolgreiches Schmerzmanagement in enger Kooperation mit anderen an der Versorgung und Therapie beteiligten Berufsgruppen, dem sog. interprofessionellen Team.

Zielgruppe des Expertenstandards sind Menschen mit Schmerzen jedes Alters. Mit einbezogen sind ebenso Menschen, die nicht dazu fähig sind (aus den verschiedensten Gründen), ihre Schmerzen selbst zu äußern. Ebenso sind in diesem Expertenstandard Kinder und Jugendliche mitberücksichtigt worden.[1]

Die Pflegefachkraft übernimmt in diesem Kontext entsprechende aufeinander abgestimmte Aufgaben. Sie nimmt am Beginn des pflegerischen Auftrags eine erste pflegefachliche Einschätzung zu Schmerzen, schmerzbedingten Beeinträchtigungen oder zu erwartenden Schmerzen vor (das sog. Screening). Mittels zielgruppenspezifischer Instrumente erfolgt ein

[1] Vgl. DNQP (2020): Expertenstandard Schmerzmanagement in der Pflege. Osnabrück, S. 14ff

Assessment der Schmerzsituation. Die Pflegefachkraft sorgt dafür, dass in komplexen Versorgungssituationen ein*e pflegerische*r Schmerzexpert*in einbezogen wird.

Die Pflegefachkraft beteiligt sich aktiv und zusammen mit den an der Versorgung beteiligten Berufsgruppen und dem Menschen mit Schmerzen, ggf. seinen Angehörigen, an der Entwicklung eines individuellen Behandlungsplans. Das Selbstmanagement des Menschen mit Schmerzen soll gefördert und weitmöglichst erhalten werden. Der Behandlungsplan enthält medikamentöse und nicht-medikamentöse Maßnahmen. Die stets bezogen auf ihre Wirksamkeit im Verlauf der Therapie zu überprüfen sind.[2]

Durch Information, Schulung und Beratung der Menschen mit Schmerzen und seiner Angehörigen in Absprache mit dem interprofessionellen Team, sowie einer gemeinsamen Maßnahmenplanung und Durchführung, soll das Selbstmanagement gestärkt und gefördert werden. Die Pflegefachkraft koordiniert die Maßnahmen des interprofessionellen Teams und stellt die medikamentösen Maßnahmen auf Basis der ärztlichen Versorgung sicher. Sie erfasst schmerzmittelbedingte Nebenwirkungen, dokumentiert diese, bespricht diese mit dem Menschen mit Schmerzen und den behandelnden Akteuren.

Die Pflegedokumentation ist in diesem Kontext ein wichtiges Handwerkzeug der Pflege, mit dem alle Schritte dieser Prozesse nachvollziehbar beschrieben und dokumentiert werden und für alle an der Versorgung beteiligen Berufsgruppen nachvollziehbar und einsehbar ist.[3]

Vor dem Hintergrund der externen und internen Qualitätssicherung in der Pflege steigt der Anspruch an die Pflegekräfte, die durchgeführten Pflegeleistungen nachvollziehbar auf Basis der neuesten wissenschaftlichen Erkenntnisse durchzuführen.

---

2 Vgl. DNQP 2020, S. 27

3 Ebd.

In diesem Buch finden Sie deshalb konkrete Vorschläge, Formulierungshilfen und pflegefachliche Unterstützung zum Themenkomplex »Schmerzmanagement in der Pflege«.

Alle Formulierungshilfen für die Pflegeplanung/Tagesstruktur/Maßnahmenplanung sind selbstverständlich Beispiele und müssen daher auf die individuelle Situation des Pflegebedürftigen angepasst werden. Außerdem gehen wir auf die entbürokratisierte Pflegedokumentation – konkret: die strukturierte Informationssammlung (SIS®) – ein.

Wir sind davon überzeugt, dass Sie mit dieser schlanken Form der Dokumentation Ihre fachliche Kompetenz im Rahmen des Pflegeprozesses künftig besser einbringen können.

Konkret bietet Ihnen dieses Buch kompaktes Wissen, das sich schnell und kompetent umsetzen lässt:

- Einbeziehung des Expertenstandards Schmerzmanagement in der Pflege des DNQP
- Impulse für das Schmerzmanagement
- Übersicht über die Bewertungskategorien in den Qualitätsprüfrichtlinien (QPR)
  - QPR Teil 1a - Ambulante Pflegedienste
  - QPR Tagespflege
  - QPR vollstationäre Pflege
- Vorschläge zu Formulierungen in der Pflegeplanung und -dokumentation
- Berücksichtigung der strukturierten Informationssammlung (SIS®)

Unser Ziel ist es, Ihnen einen schnellen Einstieg in die Materie des Expertenstandards zu geben, Sie bei Ihrem Weg zu begleiten und Ihnen bei der Suche nach Formulierungen Hilfen zu geben.

Forchheim, im Herbst 2022 Stefanie Hellmann, Rosa Rößlein

1 Schmerzmanagement – Vom Erkennen zur Behandlungsplanung

Schmerz ist ein verbreitetes Phänomen, das in jedem Lebensalter auftreten kann.

Die Diagnose Schmerz wurde im Jahr 2014 annähernd bei 4,05 Mio. Personen in Deutschland gestellt.[4] Beschwerden in den Gelenken und Schmerzen zählen weltweit zu den häufigsten Beeinträchtigungen, welche Menschen in der Durchführung ihrer Alltagsaktivitäten einschränken und zudem ihre Lebensqualität negativ beeinflussen können. In der Studie zur Gesundheit Erwachsener in Deutschland (DEGS1) wurde festgestellt, dass 29,3 % der befragten Frauen und 24,4 % der befragten Männer unter akuten Gelenkschmerzen in den letzten 24 Stunden litten. Davon betroffen waren bei beiden Geschlechtern am häufigsten die Schulter-, Knie- und Hüftgelenke.[5]

Schmerzen sind ebenso ein häufiges Symptom bei Tumorerkrankungen. Je nach Stadium der Krebserkrankungen leiden 50 bis 80 % der Patient*innen unter Schmerzen. Davon sind ca. 65 % tumorbedingte Schmerzen.[6]

Auch viele Bewohner*innen in Pflegeeinrichtungen leiden unter Schmerzen. Dies stellt eine Herausforderung in der Versorgung der Betroffenen

---

4 Vgl. Grobe TG, Steinmann S, Szecsenyi J (2016): Barmer GEK Ärztereport 2016. https://www.barmer.de/resource/blob/1026850/41528a9e5704bb8d47e25e00707af4ba/barmer-gek-arztreport-2016-data.pdf, S. 171

5 Vgl. Fuchs J, Prütz F (2017): Prävalenz von Gelenkschmerzen in Deutschland. Journal of Health Monitoring 2(3):66–71. DOI 10.17886/ RKI-GBE-2017-056. https://edoc.rki.de/bitstream/handle/176904/2786/27awuoEVmBBXs.pdf?sequence=1&isAllowed=y, S, 66f

6 Vgl. Schweitzer E (2018): Epidemiologie. In: Magistrat der Stadt Wien (Hrsg.): Schmerzbericht Wien: https://gesundheitsziele.wien.gv.at/schmerzbericht-wien-2018/, S. 65ff

Menschen mit Schmerzen dar. Eine Untersuchung der Schmerzsituation von Bewohner*innen in Pflegeeinrichtungen zeigte auf, dass viele zum Erhebungszeitpunkt unter Ruhe- und/oder Belastungsschmerzen litt. Oft traten die Schmerzen in bestimmten Situationen wie z. B. beim Aufstehen, Sitzen, Liegen und Gehen auf. Chronische Schmerzen können folglich zu Beeinträchtigungen von Alltagsaktivitäten, der sozialen Teilhabe und der Lebensqualität führen.[7]
Eine weitere Herausforderung ergibt sich bei der Erkennung von Schmerzen bei Menschen mit Demenz, da viele Betroffene aufgrund ihrer kognitiven Beeinträchtigungen und sprachlichen Barrieren Probleme haben, sich zu äußern. In der Folge gelingt es ihnen möglicherweise nicht, differenzierte Angaben zur Schmerzintensität, Schmerzdauer und Schmerzhäufigkeit zu machen. Die Gefahr besteht, dass Schmerzen unerkannt bleiben.[8]

Auch Kinder und Jugendliche leiden oft unter Schmerzen. Chronische Schmerzen sind in der Kinder- und Jugendmedizin ein zunehmendes Problem. Am häufigsten treten chronische Schmerzen als Kopf-, Bauch-, Rücken- und muskuloskelettale Schmerzen auf.[9] Kinder und Jugendliche mit chronischen Schmerzen leiden oft im Verborgenen. Es kommt zu Beeinträchtigungen im täglichen Leben, wie z. B. bezüglich des Schulbesuchs (Fehlzeiten), der sozialen Kontakte mit Freunden, dem Nachgehen von Hobbys und Freizeitaktivitäten. Es kann zur Entwicklung von psychischen Komorbiditäten wie z. B. Ängste und Depression kommen. Und Eltern können ihre Arbeit nicht immer nachgehen, da sie sich intensiv um ihr an chronischen Schmerzen erkranktes Kind/Jugendlichen kümmern müssen. Die schmerztherapeutische Versorgung von Kindern und Jugendlichen wird zudem in Deutschland als uneinheitlich bezeichnet.[10]

---

[7] Vgl. Osterbrink J et al. (2012): Die Schmerzsituation von Bewohnern in der stationären Altenhilfe Ergebnisse einer Studie in Münster. In: Schmerz 2012 · 26:27–35 DOI 10.1007/s00482-011-1127-z, S. 27ff

[8] Vgl. Schreier MM et al. (2015): Schmerz und Schmerzerfassung in Altenpflegeheimen Ergebnisse der OSiA-Studie. Schmerz 2015 · 29:203–210 DOI 10.1007/s00482-014-1509-0, S. 208ff

[9] Vgl. Höfel L, Draheim N, Häfner R, Haas JP (2016): Schmerzsyndrome des Bewegungsapparates bei Kindern und Jugendlichen. Z Rheumatol 2016 · 75:292–302 DOI 10.1007/s00393-016-0061-y, 18. Februar 2016, S. 293

[10] Vgl. Höfel L, Draheim N, Haas JP, Ebinger F (2021): Schmerzmedizinische Versorgung chronisch schmerzkranker Kinder und Jugendlicher in Deutschland. Eine Bestandsaufnahme. Schmerz 2021 · 35:94–102. https://doi.org/10.1007/s00482-020-00510-9

Anlässlich des Aktionstags gegen den Schmerz im Jahr 2021 stellt die Deutsche Schmerzgesellschaft fest, dass die Bundesländer (in Deutschland) bei der Stärkung der Schmerztherapie nachbessern müssten. Jeder 4. Erwachsene in Deutschland leidet unter chronische Schmerzen. Für das Gesundheitssystem entstehen dadurch Kosten von etwa 38 Milliarden Euro. Ca. 23 Millionen Deutsche leiden unter chronische Schmerzen, sechs Millionen davon fühlen sich durch die chronischen Schmerzen im Alltagsleben beeinträchtigt.[11] Apl. Professor Dr. med. Winfried Meißner, Präsident der Deutschen Schmerzgesellschaft betont: »Die Gesundheitspolitik darf diese Patientinnen und Patienten nicht aus dem Blick verlieren.«[12]

Fazit **Akute Schmerzen haben Konsequenzen**

Akute Schmerzen wirken sich auf das physische, psychische und soziale Wohlbefinden von Menschen aus. Wenn Schmerzen nicht oder nicht ausreichend gelindert werden kann dies zu erheblichen negativen Auswirkungen führen, angefangen von vorübergehenden Belastungen bis hin zu Minderung der Lebensqualität und langwierigen Beeinträchtigungen der gesamten Lebensumstände. Darüber hinaus besteht die Gefahr der Verzögerung von Heilungs- und Genesungsprozessen und der Chronifizierung.*

* Vgl. DNQP 2020, S. 23

Chronische Schmerzen gehen für viele Menschen mit Ängsten, Bedrohung, Stress und dem Kampf um ein Mindestmaß an Lebensqualität und Lebensfreude einher. Dies sind für die Betroffenen tiefgreifende und umfassende Auswirkungen, so dass der Schmerz in den Lebensmittelpunkt der Betroffenen rückt.[13]

---

[11] Vgl. Deutsche Schmerzgesellschaft e. V. (2021). Pressemappe Aktionstag gegen den Schmerz. https://www.schmerzgesellschaft.de/fileadmin/2021/pdf/3_Pressemappe_Aktionstag_gegen_den_Schmerz_2021_komprimiert.pdf, S. 3f

[12] Ebd.

[13] Vgl. DNQP 2020, S. 23

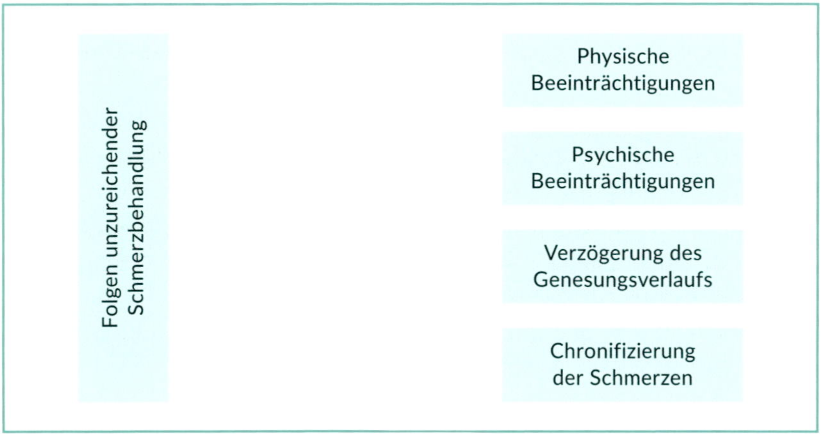
Folgen unzureichender Schmerzbehandlung
Physische Beeinträchtigungen
Psychische Beeinträchtigungen
Verzögerung des Genesungsverlaufs
Chronifizierung der Schmerzen

Abb. 1: Folgen unzureichender Schmerzbehandlung.

Ziel des Expertenstandards Schmerzmanagement in der Pflege ist es, die Entstehung sowie die Chronifizierung von Schmerzen sowie schmerzbedingten Krisen vorzubeugen, Schmerzen zu beseitigen oder zu einer annehmbaren Schmerzsituation zur Erhaltung oder dem Erzielen einer optimalen Lebensqualität und Funktionsfähigkeit beizusteuern.[14]

Eine **akute Schmerzsituation** gilt generell als instabil anzusehen. Hier ist das Ziel den Schmerz so schnell wie möglich zu beseitigen oder auf ein individuell subjektiv annehmbares Maß zu reduzieren. Durch ein adäquates Schmerzmanagement sollen die Menschen mit akuten oder zu erwartenden Schmerzen nicht unnötig leiden und keine Chronifizierung des Schmerzes entstehen.

Liegen **chronische Schmerzen** vor geht es nicht vorrangig um die Schmerzfreiheit, sondern um die **Stabilisierung der Schmerzsituation** und der Orientierung an den Selbstmanagementkompetenzen des Betroffenen. Wenn die Schmerzmanagementkompetenz des Betroffenen erheblich eingeschränkt ist, soll die Beurteilung der Schmerzsituation anhand von Verhaltensweisen und in Abstimmung mit den pflegenden Angehörigen sowie dem interprofes-

[14] Vgl. DNQP 2020, S. 24

sionellen Team durchgeführt werden. Dies betrifft z. B. Menschen mit Beeinträchtigungen in der Kognition, Kinder inklusive Früh- und Neugeborenen.

Eine stabile Schmerzsituation liegt vor, wenn der Betroffene seine Schmerzsituation subjektiv als annehmbar und nicht veränderungsbedürftig ansieht. Die Zielkriterien für Stabilität orientieren sich dabei immer an der Lebenssituation des Betroffenen. Eine instabile Schmerzsituation besteht, wenn die Schmerzlinderung dauerhaft keine annehmbare Situation erzeugt sowie gesundheits- oder alltagsbezogene Krisen auftreten, die zu einer Einbuße in der Lebensqualität, Funktionalität oder der sozialen Teilhabe führen.[15]

Der Expertenstandard Schmerzmanagement in der Pflege richtet sich an Pflegefachkräfte ohne spezielle Weiterbildung im Schmerzmanagement. Wenn von den Pflegefachkräften spezielle pflegerische Kompetenzen im Kontext des Schmerzmanagements erwartet werden, wird dies erläutert, wie z. B. die Hinzuziehung von pflegerischen Schmerzexperten in komplexen Versorgungssituationen. Zielgruppe des Expertenstandards sind Menschen mit akuten, chronischen Schmerzen oder zu erwartenden Schmerzen in allen pflegerischen Versorgungssettings.[16]

Ausdrücklich wird im Rahmen des Schmerzmanagements auf die Zusammenarbeit mit allen an der Versorgung und Therapie beteiligten Berufsgruppen verwiesen. Die Pflegefachkraft übernimmt in diesem Kontext eine wesentliche integrierende und koordinierend Aufgabe. Voraussetzung dafür ist, dass das pflegerische Management der Einrichtungen hierfür ein gewisses Engagement (z. B. Verfahrensreglungen der Zusammenarbeit mit anderen Berufsgruppen) einbringt und die am Schmerzmanagement beteiligten Berufsgruppen zur Kooperation bereit sind. Stichwort ist die gelingende interprofessionelle Zusammenarbeit.[17]
Die Kriterienebenen des Expertenstandard Schmerzmanagement in der Pflege sind wie nachfolgend abgebildet untergliedert.

---

[15] Vgl. DNQP 2020, S. 25
[16] Ebd.
[17] Ebd.

Schmerzmanagement in der Pflege

- 1. Ebene: Screening & Assessment
- 2. Ebene: Planung
- 3. Ebene: Information, Schulung & Beratung
- 4. Ebene: Umsetzung der Schmerzbehandlung
- 5. Ebene: Evaluation

Abb. 2: Schritte des Schmerzmanagements laut Expertenstandard.

Das DNQP hat im Expertenstandard »Schmerzmanagement in der Pflege eine Definition von »Schmerz« vorgenommen, die sich auf die Definition der International Association for the Study of Pain (IASP 1979) bezieht.

Definition **Schmerz**

Schmerz ist »ein unangenehmes Sinnes- und Gefühlserlebnis, das mit einer tatsächlichen oder drohenden Gewebeschädigung verknüpft ist oder mit Begriffen einer solchen Schädigung beschrieben wir.«*

* IASP 1979 zit. n. DNQP 2020, S. 66

Schmerz ist vielschichtiges Phänomen, das unterschiedliche psychische, physische, funktionale, soziale sowie spirituellen Dimensionen miteinbezieht. Im Rahmen der Schmerztherapie sind diese Dimensionen zu berücksichtigen. Schmerzen können sich auf das Wohlbefinden, die psychische Gesundheit, das soziale Leben, die Teilhabe sowie auf die ökonomischen Verhältnisse der Betroffenen auswirken.[18]

[18] Vgl. DNQP 2020, S. 66

Die Definitionen »akuter Schmerz und chronischer Schmerz« werden im Expertenstand, wie folgt beschrieben.

Definition **Akuter Schmerz**

*»Akuter Schmerz ist ein plötzlich auftretender und über einen begrenzten Zeitraum andauernder Schmerz, der durch eine tatsächliche oder drohende Gewebeschädigung verursacht wird. Er nimmt eine lebenserhaltende Warn- und Schutzfunktion ein, die sich auch durch physiologische Begleiterscheinungen zeigt. Dazu gehören u. a. Anstieg des Blutdrucks, des Pulses und der Atemfrequenz.«**

* DNQP 2020, S. 23

Definition **Chronischer Schmerz**

*»Von chronischen Schmerzen spricht man, wenn dieser dauerhaft oder wiederkehrend für mindestens drei Monate vorhanden ist und die akute Warnfunktion der physiologischen Schmerzwahrnehmung fehlt. Wichtig ist, dass dies nicht im Sinne eines exakten Zeitpunktes verstanden wird, sondern der Übergang von akutem zu chronischem Schmerz als fließend und am individuellen Schmerz- und Krankheitserleben ausgerichtet erkannt wird. Eine kontinuierliche Betrachtung der Kriterien »Intensität der Pathologie« und »Dauer« sowie das wechselseitige und dynamische Zusammenspiel physiologischer und psychologischer Faktoren werden als wichtige Besonderheit der Chronifizierung identifiziert.«**

* DNQP 2020, S. 23f

Tabelle 1 zeigt Ihnen einen Überblick über die Charakteristika des akuten und des chronischen Schmerzes.

Tab. 1: Unterscheidung zwischen akutem und chronischem Schmerz*

Akuter Schmerz	Chronischer Schmerz
• plötzliches Auftreten • hält einen begrenzten Zeitraum an • Ursache: tatsächliche oder drohende Gewebeschädigung • Warn- und Schutzfunktion des Körpers • wird von Symptomen wie z. B. Blutdruckanstieg, Pulsanstieg und erhöhte Atemfrequenz begleitet	• dauerhaft oder wiederkehrend für mindestens drei Monate vorhanden • akute Warnfunktion der physiologische Schmerzwahrnehmung fehlt • oft fließender Übergang vom akutem zum chronischen Schmerz

* Vgl. DNQP 2020, S. 23f

Schmerzen können in nozizeptive, neuropathische und noziplastische Schmerzen unterteilt werden (▶ Tab. 2).

Tab. 2: Unterschiedliche Schmerzarten*

Schmerzarten		
Nozizeptiver Schmerz	**Neuropathischer Schmerz**	**Noziplastischer Schmerz**
• Warnsignal des Körpers, als Resultat einer tatsächlichen oder drohenden Gewebeschädigung **Unterscheidung von:** • Knochen- und Weichteilschmerz • viszeraler Nozizeptorschmerz (wird als dumpf, schlecht lokalisierbar & im Bauchraum als kolikartig beschrieben	• Schmerzen, die durch eine diagnostizierte Schädigung oder Erkrankung des somatosensorischen Nervensystems verursacht sind • Lokalisation der Gewebeschädigung oder Erkrankung ist oft unklar **Kennzeichnend:** • spitz, hell, einschießend, elektrisierend und attackenartig	• Schmerzen, welche durch eine veränderte Nozizeption** entsteht. • Es gibt keinen eindeutigen Beweis für eine vorliegende oder drohende Gewebeschädigung, welche die Aktivierung der peripheren Nozizeptoren bedingt bzw. ohne eindeutigen Beweis für eine Erkrankung oder Läsion des somatosensorischen Systems, die den Schmerz verursacht.

* Vgl. DNQP 2020, S. 66
** Der Begriff Nozizeption beschreibt eine veränderte Schmerzwahrnehmung.

2 Das Trio: QPR, Bewertungssystematik und Expertenstandard

Ambulante Pflegeeinrichtungen, Tagespflegeeinrichtungen und vollstationäre Pflegeeinrichtungen werden durch die Medizinischen Dienste der Länder geprüft. Die Grundlagen der Qualitätsprüfungen sind in den entsprechenden Qualitätsprüfrichtlinien gemäß § 114 ff SGB XI festgelegt.

Nachfolgend gehen wir kurz auf die geltenden Qualitätsprüfrichtlinien (QPR) und die einzelnen Bewertungssystematiken ein. Dies sind für die ambulanten Pflegedienste die »QPR Teil 1a – Ambulante Pflegedienste«, für die Tagespflege die »QPR Tagespflege« und für die vollstationäre Pflege die »QPR vollstationär«.

2.1 QPR Teil 1a – Ambulante Pflegedienste

Für die Veröffentlichung nach § 115 Abs. 1a SGB XI werden 46 Bewertungskriterien den folgenden vier Qualitätsbereichen (▶ Tab. 3) zugeordnet.

Für die Gesamtnote in der ambulanten Pflege sind die Qualitätsbereiche 1–3 maßgeblich. Hier wird jedes Kriterium mit Punkten auf einer Skala von 0–10 bewertet. Pro Bereich wird aus diesen Punkten ein Mittelwert gebildet. Wenn Kriterien nicht zutreffen, gehen sie nicht in die Berechnung der Gesamtbewertung ein. Die Basis für die Berechnung sind die ermittelten Skalenwerte. Diese Skalenwerte werden in Noten umgerechnet. Die Ergebnisse der Befragung der versorgten Personen fließen nicht in die Gesamtnote ein, sondern werden extra ausgewiesen.[19]

Tab. 3: Qualitätsbereiche der QPR in der ambulanten Pflege*

Qualitätsbereiche			
1.	Pflegerische Leistungen	1–17	17
2.	Ärztlich verordnete pflegerische Leistungen	18–25	8
3.	Dienstleistung und Organisation	26–34	9
4.	Befragung der pflegebedürftigen Menschen	35–42	12
		gesamt	46

* Vgl. GKV Spitzenverband, MDS e.V. 2015, S. 153ff

2.2 QPR Tagespflege

Die QPR Tagespflege orientiert sich an dem Prüfkonzept der QPR für die vollstationäre Pflege. In die Qualitätsprüfung werden sechs Qualitätsbereiche einbezogen. Hierbei liegt der Schwerpunkt auf der Betreuungs- und Pflegequalität der Tagespflegegäste. In die Bewertung fließen von den sechs Qualitätsbereichen nur die nachfolgenden (▶ Tab. 4) Qualitätsbereiche 1–4 mit den jeweiligen Qualitätsaspekten mit Ausnahme von 2.5 mit ein.[20]

---

[19] Vgl. GKV-Spitzenverband, MDS e.V. (2015): PFLEGE-TRANSPARENZVEREINBARUNG AMBULANT (PTVA) Vereinbarung nach § 115 Abs. 1a Satz 8 SGB XI über die Kriterien der Veröffentlichung sowie die Bewertungssystematik der Qualitätsprüfungen nach § 114 Abs. 1 SGB XI von ambulanten Pflegediensten 7. Dezember 2015. 2017-05-17_PTVA_Teil_1.pdf (md-bund.de), S. 153ff

[20] Vgl. GKV-Spitzenverband, Vereinigungen der Träger der Pflegeeinrichtungen auf Bundesebene, Bundesarbeitsgemeinschaft der überörtlichen Träger der Sozialhilfe, Kommunale Spitzenverbände auf Bundesebene (2021): Vereinbarung nach § 115 Abs. 1a SGB XI über die Darstellung und Bewertung der Ergebnisse aus Qualitätsprüfungen nach §§ 114 f. SGB XI – Qualitätsdarstellungsvereinbarung für die Tagespflege (QDVTP) vom 13.04.2021. QDV_Tagespflege_final_13.04.2021.pdf (md-bund.de), Anlage 4, S. 1

Tab. 4: Die Qualitätsbereiche und -aspekte in der QPR Tagespflege*

Qualitätsbereich 1: Unterstützung bei der Mobilität und Selbstversorgung
1.1 Unterstützung im Bereich der Mobilität
1.2 Unterstützung bei der Ernährung und Flüssigkeitsversorgung
1.3 Unterstützung bei Kontinenzverlust, Kontinenzförderung
1.4 Unterstützung bei der Körperpflege
Qualitätsbereich 2: Unterstützung bei der Bewältigung von krankheits- und therapiebedingten Anforderungen und Belastungen
2.1 Medikamentöse Therapie
2.2 Schmerzmanagement
2.3 Wundversorgung
2.4 Unterstützung bei besonderen medizinisch-pflegerischen Bedarfslagen
2.5 Unterstützung bei der Bewältigung von sonstigen therapiebedingten Anforderungen
Qualitätsbereich 3: Unterstützung bei der Gestaltung des Alltagslebens und der sozialen Kontakte
3.1 Unterstützung bei Beeinträchtigung der Sinneswahrnehmung (z. B. Sehen, Hören)
3.2 Unterstützung bei der Beschäftigung und Kommunikation
Qualitätsbereich 4: Unterstützung in besonderen Bedarfs- und Versorgungssituationen
4.1 Aufnahme in die Tagespflege
4.2 Unterstützung von Tagespflegegästen mit herausfordernd erlebtem Verhalten und psychischen Problemlagen
4.3 Freiheitsentziehende Maßnahmen
Qualitätsbereich 5: Bedarfsübergreifende fachliche Anforderungen
5.1 Abwehr von Risiken und Gefährdungen
5.2 Biografieorientierte Unterstützung
5.3 Einhaltung von Hygieneanforderungen
5.4 Hilfsmittelversorgung
5.5 Schutz von Persönlichkeitsrechten und Unversehrtheit
Qualitätsbereich 6: Einrichtungsinterne Organisation und Qualitätsmanagement
6.1 Qualifikation der und Aufgabenwahrnehmung durch die verantwortliche Pflegefachkraft
6.2 Maßnahmen zur Vermeidung und Behebung von Qualitätsdefiziten

* Vgl. MDS e.V., GKV-Spitzenverband (2021). Qualitätsprüfung in Pflegeeinrichtungen nach § 114 SGB XI Tagespflege. Essen. Berlin. Im Internet: https://md-bund.de/fileadmin/dokumente/Publikationen/SPV/PV_Qualitaetspruefung/220222_QPR_Tagespflege.PDF, S. 22ff.

Die Bewertung der personenbezogenen Versorgung erfolgt in den Qualitätsbereichen 1–4 wie im vollstationären Bereich in den Kategorien von A–D (▶ Tab. 5).

Tab. 5: Bewertungskategorien in der QPR Tagespflege*

Bewertung pro Tagespflegegast auf der Personenebene			
A	**B**	**C (Prozessdefizit)**	**D (Ergebnisdefizit)**
Keine Auffälligkeiten oder Defizite	Auffälligkeiten, die keine Risiken oder negativen Folgen für den Tagespflegegast erwarten lassen	Defizit mit Risiko negativer Folgen für den Tagespflegegast	Defizit mit eingetretenen negativen Folgen für den Tagespflegegast

* Vgl. GKV-Spitzenverband, Vereinigungen der Träger der Pflegeeinrichtungen auf Bundesebene, Bundesarbeitsgemeinschaft der überörtlichen Träger der Sozialhilfe, Kommunale Spitzenverbände auf Bundesebene 2021, Anlage 5, S. 1

Die Gesamtbewertung der einzelnen Qualitätsaspekte leitet sich aus den Einzelergebnissen der Tagespflegegäste ab. Für die Qualitätsbereiche 1–4 werden vier Stufen der Qualitätsbewertung unterschieden. Damit soll vermieden werden, dass unbedeutende fachliche Schwachstellen zu schlechten Qualitätsbewertungen führen. Diese vier Stufen werden mit einem Punkteschemas dargestellt (▶ Tab. 6).

Tab. 6: Stufen der Qualitätsbewertung in der Tagespflege*

Vier Stufen der Qualitätsbewertung			
■■■■	■■■□	■■□□	■□□□
1. Keine oder geringe Qualitätsdefizite	2. Moderate Qualitätsdefizite	3. Erhebliche Qualitätsdefizite	4. Schwerwiegende Qualitätsdefizite

* Vgl. GKV-Spitzenverband et al. 2021, Anlage 5, S. 3

Die Beurteilungen fassen für den betreffenden Qualitätsaspekt die einzelnen Bewertungen zusammen, welche bezogen auf die individuelle Versorgung eines Tagespflegegastes mit Hilfe der Bewertungskategorien (A–D) bestimmt wurden. Gibt es für einen Tagespflegegast mehrere Bewertungen (sowohl eine C- als auch eine D-Wertung im gleichen Qualitätsaspekt), so fließt nur die schlechteste Bewertung in die Gesamtbeurteilung ein (D-Wertung). B-Wertungen werden nicht als Defizit eingestuft und somit nicht in die Bewertung einbezogen.[21]

2.3 QPR vollstationäre Pflege

Im Bereich der vollstationären Pflege kommt es im Rahmen der Pflegeheimbewertung zu einer Verknüpfung des internen Qualitätsmanagements mit der externen Qualitätsprüfung durch die externen Prüfdienste.

Die Qualitätsdarstellung für vollstationäre Pflegeeinrichtungen besteht aus drei Bausteinen:

1. den Ergebnisindikatoren,
2. der externen Qualitätsprüfung,
3. und allgemeinen Informationen der einzelnen Pflegeeinrichtungen.[22]

Im Kontext der Ergebnisindikatoren erheben die vollstationären Pflegeeinrichtungen 2 x jährlich Indikatorendaten für ihre Bewohner*innen. Dadurch bekommen die Pflegeeinrichtungen einen Überblick über die Versorgungsqualität ihrer Bewohner*innen und einen wichtigen Ansatz für ihr internes Qualitätsmanagement.

Die vollstationären Pflegeeinrichtungen senden diese Daten an die Datenauswertungsstelle (DAS). Die DAS wertet wiederum die Indikatorendaten aus[23] und stellt diese den Pflegeheimen, den Landesverbänden der Pflegekassen und den Medizinischen Diensten bzw. dem PKV-Prüfdienst einen Bericht mit den Indikatorenergebnissen zur Verfügung. Somit erhalten die

[21] Vgl. GKV-Spitzenverband et al. 2021, Anlage 5, S. 3ff

[22] Vgl. MDS e.V. (2019b): Fachinformation. Die neuen Qualitätsprüfungen in der vollstationären Pflege. https://md-bund.de/themen/pflegequalitaet/qualitaetspruefungen.html, S. 38

[23] Die DAS führt eine statistische Plausibilitätsprüfung und vergleicht Die Ergebnisindikatoren jeder Einrichtung mit den Daten aller Heime bundesweit.

der Medizinischen Dienste alle Informationen, die für die Qualitätsprüfung wichtig sind.[24]

Die Qualitätsdarstellung der Indikatoren erfolgt mit einer fünfstufigen Bewertungssystematik aus:
- 5 Punkte = Ergebnisqualität liegt weit über dem Durchschnitt
- 4 Punkte = Ergebnisqualität liegt leicht über dem Durchschnitt
- 3 Punkte = Ergebnisqualität liegt nahe beim Durchschnitt
- 2 Punkte = Ergebnisqualität liegt leicht unter dem Durchschnitt
- 1 Punkt = Ergebnisqualität liegt weit unter dem Durchschnitt

✗ Die Ergebnisqualität konnte nicht berechnet werden.[25]

Im **Kontext der externen Qualitätsprüfung durch die Prüfdienste** werden sechs Qualitätsbereiche mit ihren Qualitätsaspekten einbezogen:
- **Qualitätsbereich 1:** Unterstützung bei der Mobilität und Selbstversorgung
  - 1.1 Unterstützung im Bereich der Mobilität
  - 1.2 Unterstützung bei der Ernährung und Flüssigkeitsversorgung
  - 1.3 Unterstützung bei Kontinenzverlust, Kontinenzförderung
  - 1.4 Unterstützung bei der Körperpflege
- **Qualitätsbereich 2:** Unterstützung bei der Bewältigung von krankheits- und therapiebedingten Anforderungen und Belastungen
  - 2.1 Medikamentöse Therapie
  - 2.2 Schmerzmanagement
  - 2.3 Wundversorgung
  - 2.4 Unterstützung bei besonderen medizinisch-pflegerischen Bedarfslagen
  - 2.5 Unterstützung bei der Bewältigung von sonstigen therapiebedingten Anforderungen

[24] Vgl. MDS e.V. 2019b, S. 12ff

[25] Vgl. GKV-Spitzenverband, Vereinigungen der Träger der Pflegeeinrichtungen auf Bundesebene, Bundesarbeitsgemeinschaft der überörtlichen Träger der Sozialhilfe, Kommunale Spitzenverbände auf Bundesebene (2019): Vereinbarung nach § 115 Abs. 1a SGB XI über die Darstellung und Bewertung der Qualitätsindikatoren gemäß § 113 Absatz 1a SGB XI und der Ergebnisse aus Qualitätsprüfungen nach §§ 114 f. SGB XI – Qualitätsdarstellungsvereinbarung für die stationäre Pflege (QDVS) – vom 19.03.2019. https://md-bund.de/fileadmin/dokumente/Publikationen/SPV/Expertenstandards_113/QDVS_Vereinbarungstext_190319.pdf, S. 10

- **Qualitätsbereich 3:** Unterstützung bei der Gestaltung des Alltagslebens und der sozialen Kontakte
  - 3.1 Unterstützung bei Beeinträchtigungen der Sinneswahrnehmung
  - 3.2 Unterstützung bei der Tagesstrukturierung, Beschäftigung und Kommunikation
  - 3.3 Nächtliche Versorgung
- **Qualitätsbereich 4:** Unterstützung in besonderen Bedarfs- und Versorgungssituationen
  - 4.1 Unterstützung der versorgten Person in der Eingewöhnungsphase nach dem Einzug
  - 4.2 Überleitung bei Krankenhausaufenthalten
  - 4.3 Unterstützung von versorgten Personen mit herausfordernd erlebtem Verhalten und psychischen Problemlagen
  - 4.4 Freiheitsentziehende Maßnahmen
- **Qualitätsbereich 5:** Bedarfsübergreifende fachliche Anforderungen[26]
  - 5.1 Abwehr von Risiken und Gefährdungen
  - 5.2 Biografieorientierte Unterstützung
  - 5.3 Einhaltung von Hygieneanforderungen
  - 5.4 Hilfsmittelversorgung
  - 5.5 Schutz von Persönlichkeitsrechten und Unversehrtheit
- **Qualitätsbereich 6:** Einrichtungsinterne Organisation und Qualitätsmanagement.
  - 6.1 Qualifikation der und Aufgabenwahrnehmung durch die verantwortliche Pflegefachkraft
  - 6.2 Begleitung Sterbender und ihrer Angehörigen
  - 6.3 Maßnahmen zur Vermeidung und zur Behebung von Qualitätsdefiziten[27]

Die Bewertung der personenbezogenen Versorgung erfolgt in den Qualitätsbereichen 1 bis 4 (ausgenommen Qualitätsaspekt 2.5) in vier Kategorien (▶ Tab. 7).

---

[26] Basis der Bewertung sind hier die Feststellungen der externen Prüfer*innen, welche zuvor bei anderen Qualitätsaspekten (aus den Qualitätsbereichen 1–4) gemacht wurden (vgl. MDS e.V., GKV-Spitzenverband 2019, S. 83).

[27] Vgl. GKV-Spitzenverband 2019, S. 27ff

Tab. 7: Bewertungskategorien in der QPR vollstationäre Pflege*

Bewertung der personenbezogenen Versorgung			
A	B	C	D
Keine Auffälligkeiten oder Defizite	Auffälligkeiten, die keine Risiken oder negativen Folgen für die versorgte Person erwarten lassen	Defizit mit Risiko negativer Folgen für die versorgte Person	Defizit mit eingetretenen negativen Folgen für die versorgte Person

* Vgl. GKV-Spitzenverband 2019, Anlage 7, S. 1ff

Die Gesamtbewertung der einzelnen Qualitätsaspekte leitet sich von den Einzelergebnissen der versorgten Person ab. Für die Qualitätsbereiche 1–4 werden vier Stufen der Qualitätsbewertung unterschieden. Damit soll vermieden werden, dass unbedeutende fachliche Schwachstellen zu schlechten Qualitätsbewertungen führen. Diese vier Stufen werden mit einem Punkteschemas dargestellt (▶ Tab. 8).

Tab. 8: Stufen der Qualitätsbewertung in der vollstationären Pflege*

Vier Stufen der Qualitätsbewertung in der vollstationären Pflege			
■■■■	■■■□	■■□□	■□□□
1. Keine oder geringe Qualitätsdefizite Keine Auffälligkeiten	2. Moderate Qualitätsdefizite	3. Erhebliche Qualitätsdefizite	4. Schwerwiegende Qualitätsdefizite

* Vgl. GKV-Spitzenverband 2019, S. 3ff

Die Beurteilungen fassen für den betreffenden Qualitätsaspekt die einzelnen Bewertungen zusammen, welche bezogen auf die individuelle Versorgung eines Bewohners/einer Bewohnerin mit Hilfe der Bewertungskategorien (A–D) bestimmt wurden. Gibt es für einen Bewohner/eine Bewohnerin mehrere Bewertungen (sowohl eine C- als auch eine D-Wertung im gleichen Qualitätsaspekt), so fließt nur die schlechteste Bewertung in die Gesamtbeurteilung ein (D-Wertung). B-Wertungen werden nicht als Defizit eingestuft und somit nicht in die Bewertung einbezogen.

2.4 Auszüge aus den Qualitätsprüfungs-Richtlinien bezogen auf den Expertenstandard Schmerzmanagement in der Pflege

Innerhalb der Qualitätsprüfungs-Richtlinien in der ambulanten Pflege, der Tagespflege und der vollstationären Pflege werden im Bereich der Prozess- und Ergebnisqualität bei der versorgten Person bzw. dem Tagespflegegast stets Bezug genommen auf die Expertenstandards des DNQP sowie auf erforderliche Dokumentationsvorlagen. In den folgenden Tabellen erhalten Sie einen Überblick zu den relevanten Prüffragen bezogen auf das pflegerische Schmerzmanagement der einzelnen Qualitätsprüfrichtlinien.

Tab. 9: Auszug aus der QPR Teil 1a – ambulante Pflegedienst*

Kapitel der QPR	Bereich der QPR	
9.22	Behandlungspflege	Hat die versorgte Person akute oder chronische Schmerzen? ☐ Nein Ja: Akute Schmerzen ☐ Chronische Schmerzen ☐
		Von: Gutachterin oder Gutachter beurteilt ☐ Pflegedienst übernommen ☐ Hier nimmt die Prüferin oder der Prüfer auf Grundlage der vorliegenden Informationen Stellung dazu, ob aus seiner Sicht Anhaltspunkte für akute oder chronische Schmerzen bestehen. Grundsätzlich gilt: Selbsteinschätzung geht vor Fremdeinschätzung. Es ist zu überprüfen, ob bei der versorgten Person akute oder chronische Schmerzen bestehen.

Kapitel der QPR	Bereich der QPR	
		Sofern vorliegende Schmerzen nicht aus der Pflegedokumentation ersichtlich sind, soll dies im Gespräch mit der versorgten Person ggf. unter zu Hilfenahme z. B. der numerischen Rangskala oder visuellen Analogskala, bei Kindern z. B. der Wong-Baker-Skala bzw. bei akuten Schmerzen durch ein initiales Assessment ermittelt werden. »Ja« ist auch dann anzukreuzen, wenn die versorgte Person keine Schmerzen angibt, aus der Pflegedokumentation jedoch zu entnehmen ist, dass regelhaft Medikamente gegen Schmerzen verabreicht werden. Hat die versorgte Person Schmerzen und erhält keine Leistungen der häuslichen Krankenpflege zur Schmerztherapie, ist die Frage 9.23 mit »t. n. z.« zu kreuzen. Das pflegerische Schmerzmanagement ist im Freitext unter 9.22 zu beschreiben
9.23	Behandlungspflege	Erhält die versorgte Person bei Leistungen der häuslichen Krankenpflege zur Schmerztherapie ein angemessenes pflegerisches Schmerzmanagement? Ja ☐ Nein ☐ t. n. z. ☐ E. ☐ Die Frage bezieht sich auf Medikamentengaben, Injektionen, Richten von Injektionen und das Auflegen von Kälteträgern im Zusammenhang mit Schmerzen. Die Frage ist mit »ja« zu beantworten, wenn eine systematische Schmerzeinschätzung in einer Befragung der versorgten Person zu folgenden Inhalten erfolgte: • Schmerzlokalisation • Schmerzintensität • zeitliche Dimension (z. B. erstes Auftreten, Verlauf, Rhythmus) • verstärkende und lindernde Faktoren • ggf. Auswirkungen auf das Alltagsleben Bei versorgten Personen mit eingeschränkter Kommunikationsfähigkeit erfolgt eine systematische Schmerzeinschätzung mittels Beobachtung bzw. Angaben der Pflegepersonen/Angehörigen.

* Vgl. GKV-Spitzenverband 2020, S. 128ff

Tab. 10: Auszug aus der QPR Teil 1a – Ambulante Pflegedienst*

Kapitel der QPR	Bereich der QPR	
10.32	Behandlungspflege bei spezieller Krankenbeobachtung	Hat die versorgte Person akute oder chronische Schmerzen? ☐ Nein Ja: Akute Schmerzen ☐ Chronische Schmerzen ☐ Von: Gutachterin oder Gutachter beurteilt ☐ Pflegedienst übernommen ☐ Grundsätzlich gilt: Selbsteinschätzung geht vor Fremdeinschätzung. Es ist zu überprüfen, ob bei der versorgten Person akute oder chronische Schmerzen bestehen. Sofern vorliegende Schmerzen nicht aus der Pflegedokumentation ersichtlich sind, soll dies im Gespräch mit der versorgten Person ggf. unter zu Hilfenahme z. B. der numerischen Rangskala oder visuellen Analogskala, bei Kindern z. B. der Wong-Baker-Skala bzw. bei akuten Schmerzen durch ein initiales Assessment ermittelt werden. »Ja« ist auch dann anzukreuzen, wenn die versorgte Person keine Schmerzen angibt, aus der Pflegedokumentation jedoch zu entnehmen ist, dass regelhaft Medikamente gegen Schmerzen verabreicht werden. Hat die versorgte Person Schmerzen und erhält keine Leistungen der häuslichen Krankenpflege zur Schmerztherapie, ist die Frage 10.33 mit »t. n. z.« zu kreuzen. Das pflegerische Schmerzmanagement ist im Freitext unter 10.32 zu beschreiben.
10.33	Behandlungspflege bei spezieller Krankenbeobachtung	Erhält die versorgte Person bei Leistungen der häuslichen Krankenpflege zur Schmerztherapie ein angemessenes pflegerisches Schmerzmanagement? Ja ☐ Nein ☐ t. n. z. ☐ E. ☐ Die Frage bezieht sich auf Medikamentengaben, Injektionen, Richten von Injektionen und das Auflegen von Kälteträgern im Zusammenhang mit Schmerzen.

Kapitel der QPR	Bereich der QPR	
		Die Frage ist mit »ja« zu beantworten, wenn eine systematische Schmerzeinschätzung in einer Befragung der versorgten Person zu folgenden Inhalten erfolgte: • Schmerzlokalisation • Schmerzintensität • zeitliche Dimension (z. B. erstes Auftreten, Verlauf, Rhythmus) • verstärkende und lindernde Faktoren • ggf. Auswirkungen auf das Alltagsleben Bei versorgten Personen mit eingeschränkter Kommunikationsfähigkeit erfolgt eine systematische Schmerzeinschätzung mittels Beobachtung bzw. Angaben der Pflegepersonen/Angehörigen.

* Vgl. GKV-Spitzenverband 2020, S. 150f

Tab. 11: Auszug aus der QPR Tagespflege*

Qualitätsbereich 2	Unterstützung bei der Bewältigung von krankheits- und therapiebedingten Anforderungen und Belastungen
Qualitätsaspekt 2.2	**Schmerzmanagement**

Qualitätsaussage: Tagespflegegäste mit Schmerzen erhalten ein fachgerechtes Schmerzmanagement.

Die folgenden Fragen sind nur zu bearbeiten, wenn der Tagespflegegast unter akuten oder chronischen Schmerzen leidet. Anderenfalls weiter mit dem nächsten Qualitätsaspekt.

Informationserfassung
Hat der Tagespflegegast akute oder chronische Schmerzen (einschließlich chronischer Schmerzen, der aufgrund der aktuellen Schmerzmedikation abgeklungen ist)?

Schmerzmanagement
☐ Ja, akute Schmerzen

☐ Ja, chronische Schmerzen

☐ Nein

Lokalisation (Freitext):

Schmerzintensität (Freitext):

Qualitätsaspekt 2.2	**Schmerzmanagement**

Allgemeine Beschreibung
Zu prüfen ist die Gesamtheit des pflegerischen Schmerzmanagements. Dies schließt die Zusammenarbeit mit Ärztinnen und Ärzten oder den für den Tagespflegegast zuständigen Ansprechpartnern, sofern sie mit dem Ziel der Unterstützung des Tagespflegegastes bei der Schmerzbewältigung tätig werden, mit ein. Normative Bezugspunkte für die Qualitätsbeurteilung sind die Expertenstandards »Schmerzmanagement in der Pflege bei akuten Schmerzen« und »Schmerzmanagement in der Pflege bei chronischen Schmerzen« in der jeweils aktuellen Fassung.

Leitfragen
1. Ist die Schmerzsituation des Tagespflegegastes fachgerecht erfasst worden?
2. Erhält der Tagespflegegast eine fachgerechte Unterstützung zur Schmerzbewältigung?

Erläuterungen zu den Leitfragen
1. Ist die Schmerzsituation des Tagespflegegastes fachgerecht erfasst worden?
Es ist zu beurteilen, ob bei Bedarf eine differenzierte Schmerzeinschätzung mit Berücksichtigung der Schmerzintensität, -lokalisation, der zeitlichen Dimension und der Konsequenzen für den Lebensalltag vorliegt.

2. Erhält der Tagespflegegast eine fachgerechte Unterstützung zur Schmerzbewältigung?
Zu beurteilen ist hier,
- ob die individuelle Maßnahmenplanung bei vorliegenden chronischen Schmerzen die Schmerzsituation berücksichtigt.
- ob die Gabe von Schmerzmedikamenten der ärztlichen An- bzw. Verordnung entspricht.
- ob relevante Veränderungen der Schmerzsituation, die Wirkung von Schmerzmedikamenten und schmerzmittelbedingten Nebenwirkungen beobachtet und bei Bedarf der behandelnden Ärztin oder dem behandelnden Arzt oder der für den Tagespflegegast zuständigen Ansprechpartnerin oder dem Ansprechpartner mitgeteilt werden.

* Vgl. GKV-Spitzenverband, 2021, S. 39ff

2

Tab. 12: Auszug aus der QPR vollstationäre Pflege*

Qualitätsbereich 2	Unterstützung bei der Bewältigung von krankheits- und therapiebedingten Anforderungen und Belastungen
Qualitätsaspekt 2.2	**Schmerzmanagement**

Qualitätsaussage: Versorgte Personen mit Schmerzen erhalten ein fachgerechtes Schmerzmanagement

Informationserfassung
Schmerzmanagement
Hat die versorgte Person akute oder chronische Schmerzen (einschließlich chronischer Schmerz, der aufgrund der aktuellen Schmerzmedikation abgeklungen ist)?

☐ Ja, akute Schmerzen

☐ Ja, chronische Schmerzen

☐ Nein

Lokalisation (Freitext)

Schmerzintensität (Freitext)

Plausibilitätskontrolle
Stehen die Angaben zum Thema Schmerz in der Ergebniserfassung in Einklang mit den Informationen aus anderen Quellen?

☐ keine Auffälligkeiten festgestellt ☐ Auffälligkeiten festgestellt (bitte angeben)
☐ trifft nicht zu

Allgemeine Beschreibung
Zu prüfen ist die Gesamtheit des pflegerischen Schmerzmanagements. Dies schließt die Zusammenarbeit mit Ärztinnen und Ärzten und anderen Berufsgruppen, sofern sie mit dem Ziel der Unterstützung der versorgten Person bei der Schmerzbewältigung tätig werden, mit ein. Normative Bezugspunkte für die Qualitätsbeurteilung sind die Expertenstandards »Schmerzmanagement in der Pflege bei akuten Schmerzen« und »Schmerzmanagement in der Pflege bei chronischen Schmerzen« in der jeweils aktuellen Fassung.

Die folgenden Fragen sind nur zu bearbeiten, wenn die versorgte Person unter akuten oder chronischen Schmerzen leidet. Anderenfalls weiter mit dem nächsten Qualitätsaspekt.

Leitfragen
1. Ist die Schmerzsituation der versorgten Person fachgerecht erfasst worden?
2. Erhält die versorgte Person eine fachgerechte Unterstützung zur Schmerzbewältigung?

Qualitätsaspekt 2.2	Schmerzmanagement

Schmerzmanagement
Zu prüfen ist die Gesamtheit des pflegerischen Schmerzmanagements. Dies schließt die Zusammenarbeit mit der Ärztin oder dem Arzt und anderen Berufsgruppen, sofern sie mit dem Ziel der Unterstützung der versorgten Person bei der Schmerzbewältigung tätig werden, mit ein. Normative Bezugspunkte für die Qualitätsbeurteilung sind die Expertenstandards »Schmerzmanagement in der Pflege bei akuten Schmerzen« und »Schmerzmanagement in der Pflege bei chronischen Schmerzen« in der jeweils aktuellen Fassung.

Hinweise zu den Leitfragen

1. Ist die Schmerzsituation der versorgten Person fachgerecht erfasst worden? Es ist zu beurteilen, ob bei Bedarf eine differenzierte Schmerzeinschätzung mit Berücksichtigung der Schmerzintensität, -lokalisation, der zeitlichen Dimension und der Konsequenzen für den Lebensalltag vorliegt.
2. Erhält die versorgte Person eine fachgerechte Unterstützung zur Schmerzbewältigung?

Zu beurteilen ist hier,

- ob die individuelle Maßnahmenplanung bei vorliegenden chronischen Schmerzen die Schmerzsituation berücksichtigt.
- ob die Gabe von Schmerzmedikamenten der ärztlichen An- bzw. Verordnung entspricht.
- ob relevante Veränderungen der Schmerzsituation, die Wirkung von Schmerzmedikamenten und schmerzmittelbedingten Nebenwirkungen beobachtet und bei Bedarf der behandelnden Ärztin oder dem behandelnden Arzt mitgeteilt werden.

Zu berücksichtigen sind hier wie auch an verschiedenen anderen Stellen die Grenzen der Einwirkungsmöglichkeiten der Einrichtung, insbesondere im Hinblick auf das ärztliche An- bzw. Verordnungsverhalten.

* Vgl. GKV-Spitzenverband 2019, S. 37ff, S. 103

In allen drei Qualitätsprüfrichtlinien wird dem Schmerzmanagement in der Pflege ein hoher Stellenwert zugesprochen. Dies zeigt sich in der Zuordnung zu den Qualitätsbereichen der pflegerischen Leistungen im Bereich der Prozess- und Ergebnisqualität.

3 Der Expertenstandard »Schmerzmanagement in der Pflege«

Das oberste Ziel gemäß des Expertenstandards ist es, dass jeder Mensch mit akuten, chronischen oder zu erwartenden Schmerzen ein individuell angepasstes Schmerzmanagement erhält, das der Entstehung sowie der Chronifizierung von Schmerzen und schmerzbedingten Krisen vorbeugt oder Schmerzen beseitigt sowie zu einer akzeptablen Schmerzsituation und zu Erhalt oder Erreichung einer bestmöglichen Lebensqualität und Funktionsfähigkeit beiträgt.[28]

In den folgenden Kapiteln stellen wir Ihnen die fünf Ebenen des Expertenstandards vor und verknüpfen sie mit den Fragen der ambulanten, stationären und teilstationären Qualitätsprüfungs-Richtlinien (QPR).

3.1 Erste Ebene: Screening/Assessment

In der ersten Ebene wird erwartet, dass die Pflegefachkraft über die Kompetenz zur systematischen Schmerzeinschätzung, inklusive der Unterscheidung zwischen akutem und chronischem Schmerz verfügt. Die Pflegefachkraft muss dazu in der Lage sein, zwischen einer stabilen und instabilen Schmerzsituation zu differenzieren. Ebenso muss sie erkennen wann eine pflegerische Schmerzexpertin/ein pflegerischer Schmerzexperte hinzuzuziehen ist. Die Pflegefachkraft muss die Auskunftsfähigkeit von Patient*innen/Bewohner*innen (z. B. jüngere Kinder, Menschen mit kognitiven oder

[28] Vgl. DNQP 2020, S.27

Wahrnehmungseinschränkungen, Menschen mit Demenz[29], Menschen mit Behinderung, deren Kommunikations- und Ausdrucksfähigkeit beeinträchtigt ist, sedierte oder auch somnolente Personen) im Hinblick auf Schmerzen ermitteln und beurteilen. Im nächsten Schritt muss sie darauf aufbauend ein geeignetes Vorgehen gestalten und entscheiden, ob und wenn ja welches standardisierte Einschätzungsinstrument zur Verhaltensbeobachtung zum Einsatz kommt.[30]

Dieser Ebene des Expertenstandards können die nachfolgende Fragen aus den jeweiligen Qualitätsprüfungs-Richtlinien zugeordnet werden. Normativer Hintergrund sind in allen QPR immer die Expertenstandards des DNQP in der aktuellen Fassung.

Der/die MD-Auditor*in bezieht im Kontext der Qualitätsprüfung (im ambulanten, stationären, teilstationären Bereich) folgende Informationsgrundlagen wie z. B. die Inaugenscheinnahme der versorgten Person/des Tagespflegegastes, das Gespräch mit der versorgten Person/des Tagespflegegastes, ggf. Angehörige, das Fachgespräch, Beobachtungen bei der Prüfung, die Pflegedokumentation, weitere Unterlagen mit ein.

3.1.1 QPR Teil 1a – ambulante Pflegedienste

Tab. 13: Auszug aus der QPR Teil 1a ambulante Pflegedienste*

Fragen	Mindestangabe/Informationsfrage
9.22 Hat die versorgte Person akute oder chronische Schmerzen? 10.32 Hat die versorgte Person akute oder chronische Schmerzen? (Frage zur Behandlungspflege bei spezieller Krankenbeobachtung, wenn eine Verordnung der Ziffer 24 »Krankenbeobachtung, spezielle« der HKP-Richtlinie vorliegt, wird statt des Kapitels 9 das Kapitel 10 geprüft.	

[29] Hilfreiche Hinweise finden Sie in diesem Kontext im Expertenstandard Beziehungsgestaltung in der Pflege von Menschen mit Demenz vom DNQP.

[30] Vgl. DNQP 2020, S. 28ff

3

Fragen	Mindestangabe/Informationsfrage

- In beiden Fragen 9.22/10.32 überprüft der MD-Auditor, ob bei der versorgten Person Hinweise auf akute oder chronische Schmerzen vorliegen.

Der/die MD-Auditor*in ergründet das Vorhandensein von Schmerzzuständen bei der versorgten Person. Anhaltspunkte dafür finden sich in den sog. Informationsgrundlagen, wie z. B. die Inaugenscheinnahme der versorgten Person, das Gespräch mit der versorgten Person, ggf. Angehörige, das Fachgespräch, Beobachtungen bei der Prüfung, die Pflegedokumentation, weitere Unterlagen.

Wenn die versorgte Person Schmerzen, aber keine Leistungen der häuslichen Krankenpflege zur Schmerztherapie hat, sind die nachfolgenden Fragen 9.23 oder 10.33 (falls zutreffend) jeweils mit »t. n. z.« zu kreuzen. Das pflegerische Schmerzmanagement wird dann jeweils im Freitext unter 9.22 oder 10.22 dargestellt.

Fragen	Mindestangabe/Bewertungsfrage

9.23 Erhält die versorgte Person bei Leistungen der häuslichen Krankenpflege zur Schmerztherapie ein angemessenes pflegerisches Schmerzmanagement?

10.33 Erhält die versorgte Person bei Leistungen der häuslichen Krankenpflege zur Schmerztherapie ein angemessenes pflegerisches Schmerzmanagement? (Frage zur Behandlungspflege bei spezieller Krankenbeobachtung, wenn eine Verordnung der Ziffer 24 »Krankenbeobachtung, spezielle« der HKP-Richtlinie vorliegt, wird statt des Kapitels 9 das Kapitel 10 geprüft)

Beide Fragen beziehen sich auf Medikamentengaben, Injektionen, Richten von Injektionen sowie dem Auflegen von Kälteträgern im Kontext mit Schmerzen.

Der/die MD-Auditor*in erwartet, dass eine systematische Schmerzeinschätzung in einer Befragung der versorgten Person erfolgt ist. Diese soll folgende Kriterien enthalten: Angaben zur Schmerzlokalisation, der Schmerzintensität, der zeitlichen Dimension, verstärkende und lindernde Faktoren, ggf. Auswirkungen auf das Alltagsleben.

Wichtig:

- Bei zu versorgenden Personen mit eingeschränkter Kommunikationsfähigkeit → erfolgt die systematische Schmerzeinschätzung → Beobachtung bzw. Angaben der Pflegepersonen/Angehörigen.

* Vgl. GKV-Spitzenverband 2020, S. 9, S. 46ff, S. 128ff

Info

- Grundsätzlich gilt: Selbsteinschätzung geht vor Fremdeinschätzung.
- Regelmäßig verabreichte Schmerzmedikamente, die z. B. in der Pflegedokumentation erwähnt werden, deuten auf Schmerzen hin.
- Ambulant gilt: Erhält die versorgte Person Schmerzen keine Leistungen der häuslichen Krankenpflege zur Schmerztherapie, sind die Fragen 9.23 und 10.33 mit »t. n. z.« zu kreuzen. Das pflegerische Schmerzmanagement ist im Freitext unter 9.22 und 10.32 zu beschreiben.
- Ist das Vorliegen von Schmerzen nicht aus der Pflegedokumentation ersichtlich, kann der MD-Auditor im Gespräch mit der versorgten Person ggf. unter Zuhilfenahme z. B. der numerischen Rangskala oder visuellen Analogskala, bei Kindern z. B. der Wong-Baker-Skala bzw. bei akuten Schmerzen dies durch ein initiales Assessment ermitteln.*

* Vgl. GKV-Spitzenverband 2020, S. 128ff

3.1.2 QPR Tagespflege/Qualitätsbereich 2

Qualitätsaspekt 2.2 Schmerzmanagement

Tab. 14: Auszug aus der QPR Tagespflege*

Qualitätsaspekt 2.2	Informationserfassung
Frage	Hat der Tagespflegegast akute oder chronische Schmerzen (einschließlich chronischer Schmerz, der aufgrund der aktuellen Schmerzmedikation abgeklungen ist) Der MD-Auditor überprüft auch hier, ob bei der zu versorgenden Person konkrete Hinweise auf akute oder chronische Schmerzen bestehen. Sind diese nicht gegeben wird der Qualitätsaspekt nicht weiterbearbeitet.

Qualitätsaspekt 2.2	Informationserfassung
Leitfrage	
1.	Ist die Schmerzsituation des Tagespflegegastes fachgerecht erfasst worden? Der MD-Auditor überprüft, ob bei Bedarf eine differenzierte Schmerzeinschätzung mit Berücksichtigung nachfolgender Kriterien erfolgt, ist: • Schmerzintensität, -lokalisation, • zeitlichen Dimension, • Konsequenzen für den Lebensalltag. **Wichtig:** Wenn die Schmerzsituation in der Pflegedokumentation ungenau dargestellt, aber das Schmerzmanagement ansonsten fachgerecht durchgeführt, wird dies bereits mit der Kategorie B Auffälligkeit bewertet.

3

* Vgl. GKV-Spitzenverband 2021, S. 39ff

Info

Die Qualitätsaspekte im Qualitätsbereich 2 beziehen sich auf Situationen, in denen:

- die Tagespflegeeinrichtung einen ausdrücklichen Auftrag für Maßnahmen zur Behandlungspflege hat (z. B. An- bzw. Verordnungen),
- oder aufgrund von Vereinbarungen zwischen der teilstationären Pflegeeinrichtung und dem Tagespflegegast bzw. seinen An- und Zugehörigen oder Bevollmächtigten.

Die entsprechenden Qualitätsaspekte sind aber ebenso zu prüfen:

- wenn ein solcher Auftrag zu Maßnahmen der Behandlungspflege nicht vorliegt, diese aber durchgeführt werden,
- bei Situationen, in denen zwar kein Auftrag für Maßnahmen der Behandlungspflege vorliegen, jedoch während des Aufenthaltes in der Tagespflegeeinrichtung ein entsprechender Bedarf besteht,

aufgrund des nicht gedeckten Bedarfs Risiken für den Tagespflegegast entstehen können und sich daher Kommunikationserfordernisse mit der behandelnden Ärztin/dem behandelnden Arzt oder mit der/den für den Tagespflegegast zuständigen Ansprechpartnerin/Ansprechpartnern ergeben.

Aber stets ist die begrenzte Reichweite der Verantwortung der Einrichtung zu berücksichtigen.*

* Vgl. GKV-Spitzenverband 2021, S. 35

3.1.3 QPR vollstationäre Pflege/Qualitätsbereich 2

Qualitätsaspekt 2.2 Schmerzmanagement

Tab. 15: Auszug aus der QPR vollstationäre Pflege*

Qualitätsaspekt 2.2	Informationserfassung
Frage	Hat die versorgte Person akute oder chronische Schmerzen (einschließlich chronischer Schmerz, der aufgrund der aktuellen Schmerzmedikation abgeklungen ist)? • Lokalisation • Schmerzintensität
Leitfrage	
1	Ist die Schmerzsituation der versorgenden Person fachgerecht erfasst worden? Der MD-Auditor überprüft, ob bei Bedarf eine differenzierte Schmerzeinschätzung mit Berücksichtigung nachfolgender Kriterien erfolgt, ist: • Schmerzintensität, -lokalisation, • zeitlichen Dimension, • Konsequenzen für den Lebensalltag. **Wichtig:** Wenn die Schmerzsituation in der Pflegedokumentation ungenau dargestellt, aber das Schmerzmanagement ansonsten fachgerecht durchgeführt, wird dies bereits mit der **Kategorie B Auffälligkeit** bewertet.

* Vgl. GKV-Spitzenverband 2019, S. 38, S. 104

3.1.4 Systematische Schmerzeinschätzung und Differenzierung des Schmerzes

Akutschmerz – instabile Schmerzsituation

Die Pflegefachkraft muss erkennen, ob akute oder chronische Schmerzen vorliegen. Akute Schmerzen sollen zu keinen Beeinträchtigungen im Alltag derPatient*innen/Bewohner*innen führen und nicht chronifizieren. Ziel sollte sein, dass die Schmerzen beseitigt bzw. auf ein erträgliches Maß reduziert werden.[31]
Generell ist eine akute Schmerzsituation als instabil zu betrachten. Ziel ist in der Akutschmerzsituation, die Schmerzen auf ein annehmbares Schmerzmaß zu reduzieren (Stabilisierung), wenn möglich zu beseitigen. Menschen mit akuten und zu erwarteten Schmerzen sollen mittels eines medikamentösen und nicht-medikamentösen Schmerzmanagement Leid erspart und eine Chronifizierung vermieden werden.[32]
In diesem Kontext muss die Pflegefachkraft über Wissen zu Risiken, welche zur Entstehung von akuten und chronischen Schmerzen beitragen oder diese verursachen können verfügen. Sie ermittelt Schutz-, Risiko- und Chronifizierungsfaktoren für Schmerzen und identifiziert psychosoziale Risikofaktoren für die Chronifizierung.[33]

Die Pflegefachkraft muss wissen, dass bei Früh- und Neugeborenen eine schnellere Entwicklung des Schmerzgedächtnisses bei wiederkommenden Reizen möglich ist. Sie hat Wissen über vorbeugende Maßnahmen, um schmerzverstärkendes Angstverhalten vor und während der Behandlung von Kindern und Jugendlichen angemessen begegnen zu können.

Die Pflegefachkraft muss zusammen mit dem Menschen mit Schmerzen und ggf. den Angehörigen erkennen, ob es Faktoren (z. B. stabilisierende oder instabilisierende) gibt, welche die Schmerzsituation beeinflussen oder sich darauf auswirken können.[34]

---

[31] Vgl. DNQP 2020, S. 29
[32] Ebd.
[33] Ebd.
[34] Vgl. DNQP 2020, S. 29

Chronische Schmerz – stabile Schmerzsituation und instabile Schmerzsituation

Die Pflegefachkraft muss die Merkmale primärer und sekundärer chronischer Schmerzen kennen.

Chronischer Schmerz – stabile Schmerzsituation

Charakteristisch ist hierfür ist ein Behandlungsplan der ggf. mit dem Menschen der Schmerzen hat entwickelt wurde. Dabei geht es um die medikamentöse und/oder nicht-medikamentöse Therapie. Der Mensch mit Schmerz soll zufrieden sein und nach Möglichkeit am Alltagsleben bzw. seinen Alltagsaktivitäten teilhaben können. Die Pflegefachkraft kennt den Behandlungsplan und bezieht in der Pflegeprozessplanung die Aufrechterhaltung der stabilen Schmerzsituation mit ein.[35]

Chronischer Schmerz – instabile Schmerzsituation

Charakteristisch für eine instabile Schmerzsituation ist, dass

- die Schmerzsituation und Schmerzlinderung dauerhaft nicht einer annehmbaren Situation entspricht,
- gesundheitsbezogene oder alltagsbezogene Krisen vorhanden sind oder diese noch nicht durch eine annehmbare Schmerzsituation abgelöst wurden,
- dadurch Versorgungslücken entstehen, welche nicht durch Selbstmanagementkompetenzen (z. B. familialer oder professioneller Unterstützung) unterbrochen werden können,
- abzuwendende Komplikationen mit der oder durch die Schmerzbehandlung oder deren Nebenwirkungen auftreten,
- es zu Verlusten in der Lebensqualität, der sozialen Teilhabe, der Funktionalität kommt, welche nicht dem Willen des Menschen mit Schmerz entspricht,
- bei langsamer Verschlechterung des Gesundheitszustandes immer an die regelmäßige kritische Reflektion der Schmerzsituation zu denken ist.[36]

[35] Vgl. DNQP 2020, S. 30
[36] Ebd.

Stabile Schmerzsituation bei akuten und chronischen Schmerzen

Kennzeichnend für eine stabile Schmerzsituation bei beiden Schmerzarten ist, dass

- die Schmerzsituation das individuelle Schmerzmaß nicht überschreitet oder wenn kein Verdacht auf eine instabile Schmerzsituation aufgrund des Verhaltens bzw. einer Verhaltensänderung[37] vorliegt,
- trotz der gesundheitlichen Situation eine annehmbare Aktivität und Mobilität besteht,
- keine therapiebedingten unerwünschten Nebenwirkungen und schmerzbezogene Komplikationen auftreten.[38]

Info

Bei akuten und chronischen Schmerzen müssen Pflegefachkräfte,

- ihre Kompetenz zur systematischen Schmerzeinschätzung reflektieren
- erkennen, wann sie einen pflegerischen Schmerzexperten miteinbezieht.*

* Vgl. DNQP 2020, S. 30

Kompetenzen der Pflegefachkraft hinsichtlich der Schmerzeinschätzung

- Einschätzen, in welchem Ausmaß der betroffene Mensch (z. B. jüngere Kinder) entwicklungsbedingt oder kognitiv in der jeweiligen Situation fähig ist Selbstauskunft zu den Schmerzen geben kann,
- Einbeziehung von kulturellen und sozialen Faktoren im Kontext mit Schmerzen,

---

37 Basis ist hier eine Fremdeinschätzung mit Analyse (Vgl.,DNQP 2020, S. 30)

38 Vgl. DNQP 2020, S.30

- Erkennen und einschätzen von Risikofaktoren für das Auftreten von Schmerz,
- Erkennen und Einschätzung von verbalen, nonverbalen, verhaltensbezogenen sowie physiologischen Anzeichen von Schmerzen,
- Fähigkeit zur angemessenen Auswahl und Anwendung von zielgruppenspezifischen Einschätzungsinstrumenten
- Fähigkeit die Analyse, Planung, Durchführung und Evaluation aller Maßnahmen der Schmerzeinschätzung, an die sprachlichen, kognitiven, sowie entwicklungsbezogenen Fähigkeiten des Menschen anzupassen*

* Vgl. DNQP 2020, S. 29

3.1.5 Aufgaben der Einrichtung

Die Pflegeeinrichtung gewährleistet, dass zielgruppenspezifische Einschätzungsinstrumente sowie Dokumentationsunterlagen vorhanden sind sowie pflegerische Schmerzexperten/-innen zur Verfügung stehen. Die Einrichtung legt für sich fest, eine*n pflegerische* Schmerzexperten*innen zu beschäftigen oder externe Schmerzexperten*innen im Sinne einer Kooperation mit einzubeziehen.

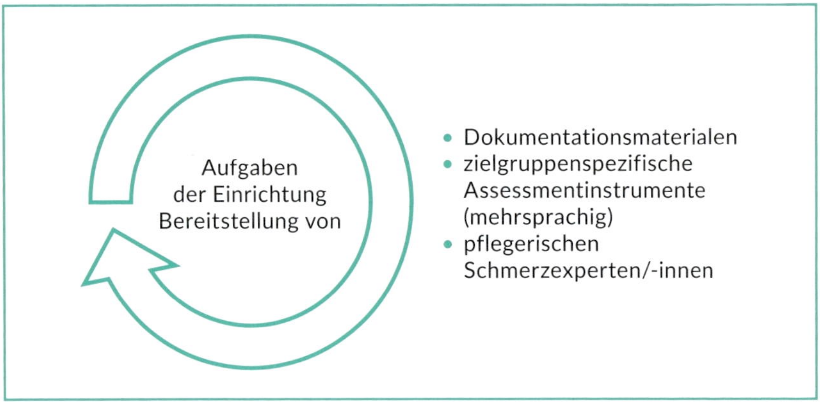

Abb. 3: Aufgaben der Einrichtung im Überblick (Vgl. DNQP 2020, S. 31).

Beim Einsatz von zielgruppenspezifischen Assessmentinstrumenten ist daran zu denken auch Materialien zur Selbsteinschätzung in verschiedenen Sprachen vorzuhalten, ggf. einen Dolmetscher einzusetzen. Zur Auswahl multidimensionaler Assessmentinstrumente zur Einschätzung einer instabilen Schmerzsituation soll ein pflegerischer Schmerzexperte/eine pflegerische Schmerzexpertin einbezogen werden. Des Weiteren sollte im Kontext des Schmerzassessment immer das gleiche Einschätzungsinstrument genutzt werden, damit ein Vergleich möglich ist.[39]

Pflegerische Schmerzexperten*innen sollen über umfassende sowie spezifische Fachkompetenz und personale Kompetenzen zum pflegerischen Schmerzmanagement verfügen. Dies beinhaltet grundsätzlich:

- Wissen zum Schmerzgeschehen und der umfassenden Schmerzerfassung und Diagnostik.
- Kenntnisse über pflegerische Handlungsoptionen sowie die Wichtigkeit der interprofessionellen Kooperation für die Mitgestaltung und Gewährleistung der Umsetzung des interprofessionellen Behandlungsplans.
- Wissen, die Fähigkeit und die Haltung gemeinsam mit dem Menschen mit Schmerzen und ggf. seinen Angehörigen sowie den beteiligten Berufsgruppen individuelle Maßnahmen zu planen, zu koordinieren und durchzuführen.[40]
- Pflegerische Schmerzexpertinnen und pflegerische Schmerzexperten erwerben in Rahmen einer Fortbildung diese umfassende Expertise in verschiedenen Bereichen.

Die pflegerischen Schmerzexpertinnen und Schmerzexperten bringen ihre Kompetenzen in das interprofessionelle Team mit ein. Je nach ihrem Aufgaben- und Tätigkeitsprofil leiten sie in Absprache mit der verantwortlichen Pflegefachkraft die Umsetzung der geplanten Maßnahmen ein, damit die Evaluation der Schmerzsituation im Verlauf der Behandlung sichergestellt wird. Im Kontext des Schmerzassessment sorgt die Einrichtung dafür, dass alle am Schmerzassessment beteiligten Personen Einblick in erforderlichen Unterlagen erhalten und die verantwortliche Pflegefachkraft über

[39] Vgl. DNQP 2020, S. 32
[40] Ebd.

alle Informationen zum Schmerzassessment verfügt z. B. Informationen aus Übergaben, Visiten, Verlegungs-, Krankenhaus- und Arztberichte.[41]

Umfassende Expertise in unterschiedlichen Bereichen

- Wissen zur Durchführung eines pflegerischen Schmerzkonsils bei aktuten und chronischen Schmerzen
- spezifisches Wissen zum akuten Schmerzgeschehen verschiedener Personengruppen in unterschiedlichen Situationen
- spezifisches Wissen zum chronischen Schmerzgeschehen in verschiedenen Gruppen; inklusive Therapiekonzepte und -formen, nicht-medikamentöse und medikamentöse Maßnahmen, Nebenswirkungsmanagement, somatische, psychosomatische und psychische Komorbiditäten
- Fähigkeit zur Umsetzung, Ergebnisinterpretation und Evaluation des Schmerzassessments auf Grundlage von zielgruppenspezifischen Schmerzassessmentinstrumenten (z. B. für Kinder, Menschen mit Demenz)
- Befähigung zur Mitgestaltung, Anwendung sowie Anpassung individueller, interprofessioneller Therapiepläne
- Befähigung zur Entwicklung vone einrichtungsspezifischen und Zielgruppen orientierte Schulungs- und Beratungskonzepten
- Befähigung zur Information, Beratung und Anleitung von Menschen mit Schmerzen sowie deren Angehörigen mit speziellem Beratungsbedarf

Abb. 4: Umfassende Expertise der pflegerischen Schmerzexpert*innen (Vgl. DNQP 2020, S. 32)

3.1.6 Das Screening am Anfang des pflegerischen Auftrags

Zu Beginn des pflegerischen Auftrags nimmt die Pflegefachkraft eine pflegefachliche Schmerzeinschätzung (das sogenannte Screening) vor. Sie fragt proaktiv nach Schmerzen (z. B. »Haben Sie Schmerzen?«, »Nehmen Sie Schmerzmittel ein?«) und/oder nutzt die Beobachtung der Schmerzsitua-

[41] Vgl. DNQP 2020, S. 33

tion (z. B. Beobachtung von Veränderungen: des Verhaltens, der Mobilität, der Alltagsaktivitäten.[42]

Info

Screening von jüngeren Kindern und älteren Menschen

- Hier ist im Rahmen des Screenings zu beachten, dass jüngere Kinder und ältere Menschen oftmals nicht direkt von Schmerzen sprechen.
- Häufig umschreiben sie ihre Schmerzproblematik mit Worten wie »Aua«, »es tut weh«. An diese Besonderheiten ist zu denken!

Nein → Es bestehen keine Schmerzen

Die Wiederholung des Screenings im Rahmen der Evaluation des Pflegeprozesses sowie bei Veränderung des Allgemeinzustandes. Das Intervall zur Wiederholung des Screenings ist individuell festzulegen.

Ja → Es bestehen Schmerzen

Für eine unmittelbare Schmerzreduktion ist zu sorgen. Bei akuten Schmerzen ist der behandelte Arzt umgehend zu informieren, sofern im Behandlungsplan/Medikamentenplan keine Schmerzmedikation für diesen Bedarfsfall verordnet ist.

Vorsicht: Bei Menschen, die keine Selbstauskunft geben können, ist im Kontext mit dem Assessment eine systematische Beobachtung bzw. Fremdeinschätzung vorzunehmen.*

* Vgl. DNQP, 2020, S. 33f

---

[42] Individuelles Nachfragen, ob Schmerzen in Ruhe oder auch bei Bewegung vorliegen (Vgl. DNQP 2020, S. 33)

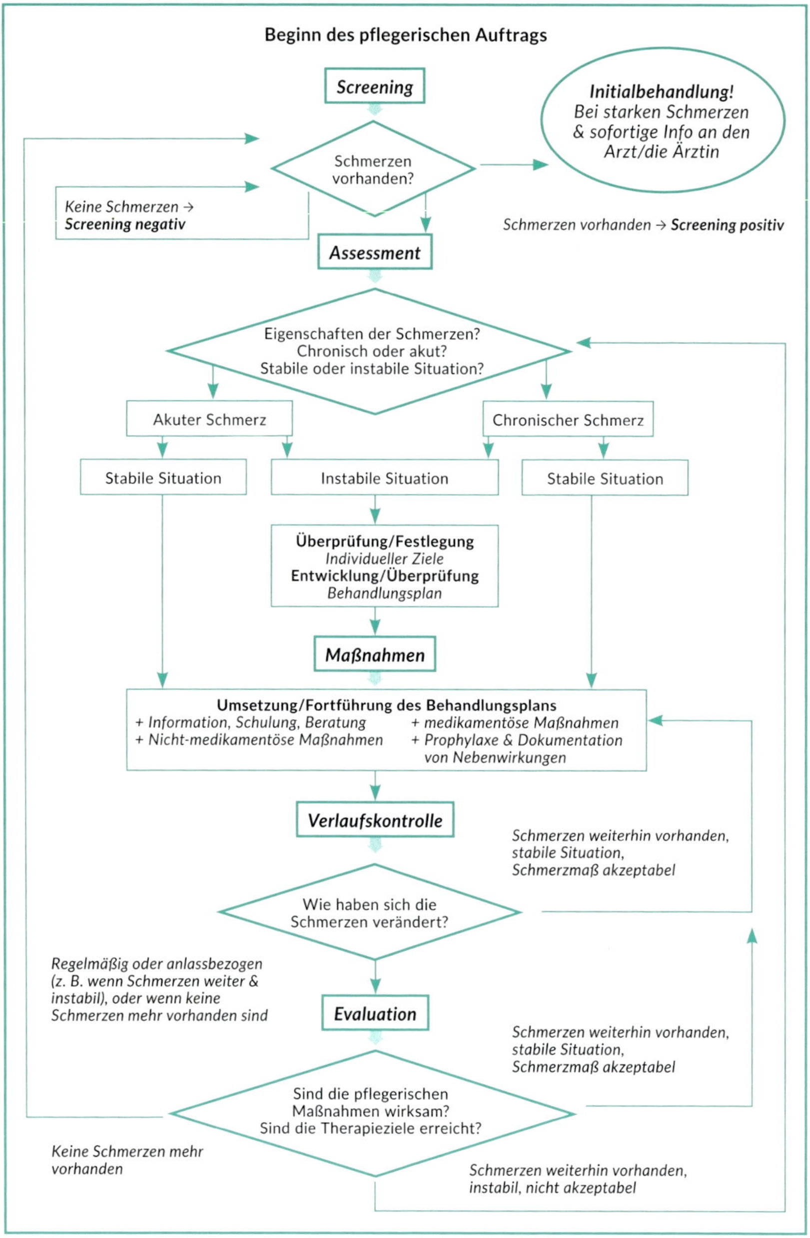

Abb. 5: Ablauf des pflegerischen Schmerzmanagements (vgl. DNQP 2020, S. 215)

3

3.1.7 Assessment mit geeigneten Instrumenten

Aufgabe der Pflegefachkraft ist es bei festgestellten Schmerzen, zu erwartenden Schmerzen oder schmerzbedingten Problemen ein Assessment durchzuführen. Ebenso ist abzuklären ob akute und/oder chronische Schmerzen vorliegen. Folgende Aspekte soll das Assessment erfassen:

- Physische und psychische Faktoren
- Soziale und spirituelle Faktoren
- Information zur persönlichen Situation
- Information über schmerzverursachende Erkrankungen und Komorbiditäten
- Bewältigungsstrategien und Reaktionen auf therapeutische Maßnahmen[43]

Prinzipiell gehört zum Schmerzassessment

- die Erfassung der Schmerzintensität in Ruhe, bei Belastung oder Bewegung durch standardisierte Skalen,
- die Ermittlung der Schmerzlokalisation[44] mit differenzierter Erfassung,
- die Darstellung der Schmerzqualität, des zeitlichen Verlaufs (Beginn, Dauer, Frequenz) der Schmerzgeschichte, verstärkende und lindernde Faktoren und Auswirkungen auf die Lebensqualität und Alltagsfunktionalität und Analyse der Ursachen der Schmerzursache[45].

Tab. 16: Kriterien des Schmerzassessment*

Kriterium	Was wird hier erfasst?
Zeitliche Dimension und Auftreten des Schmerzes	• Beginn, Dauer des Schmerzes ggf. einzelner Episoden und deren Varianten, Rhythmen und Verlaufsmuster
Schmerzintensität	• Einschätzung der Schmerzstärke mittels standardisierter Skalen • Erfassung des individuell akzeptierten Schmerzmaß eigenen Worten

[43] Vgl. DNQP 2020, S. 34

[44] Evtl. können Schmerzen an mehreren Lokalisationen mit unterschiedlicher Schmerzausprägung vorliegen (Vgl. DNQP 2020, S. 34)

[45] Vgl. DNQP 2020, S. 34

Kriterium	Was wird hier erfasst?
Schmerzlokalisation(-en)	• Anzahl und Ausstrahlungsmuster anhand einer Körperskizze
Schmerzqualität	• Beschreibung des Schmerzes mit eigenen Worten wie z. B. stechend, pochend, brennend, elektrisierend, einschießend
Begleitsymptome	• z. B. Taubheit, Schmerzüberempfindlichkeit, veränderte Sensitivität, Verspannungen, Krämpfe, Müdigkeit, Schlafstörungen, Schwitzen, Appetitlosigkeit, Übelkeit, Erbrechen, Angst, depressive Verstimmungen
Bedeutung, welche der Mensch mit Schmerz dem Schmerzerleben zuschreibt	• dazu gehören z. B. kulturelle Unterschiede in der Wahrnehmung und im Umgang mit Schmerzen
Schmerz verstärkende und lindernde Faktoren	• die Kenntnis über schmerzlindernde/-verstärkende Faktoren kann zur Pflegeplanung/Tagesstruktur genutzt werden
Effekte bzw. Wirkung des Schmerzes	• auf z. B. die Lebensqualität, körperliche Funktionsfähigkeit und die soziale Teilhabe
Schmerzmedikamentengebrauch (Einbezug von freiverkäuflichen Schmerzmitteln)	• Welche Medikamente? • Dosierung der Medikamente? • Häufigkeit der Einnahme?
Stimmungslage	• z. B. eine ausgeglichene Stimmungslage, eine gedrückte Stimmungslage, eine gehobene Stimmungslage, eine gereizte-aggressive Stimmungslage

* Vgl. DNQP 2020, S. 34f

Gemäß Expertenstandard ist auf Basis der Informationen aus dem Assessment zu klären, ob akute/chronische Schmerzen vorliegen, die Schmerzsituation stabil oder instabil ist sowie chronische und akute Schmerzen gleichzeitig bestehen.[46] In den folgenden Tabellen erhalten Sie eine Übersicht über deutschsprachige Assessmentinstrumente zur Selbst- und Fremdeinschätzung von Schmerzen.

[46] Vgl. DNQP 2020, S. 35

Tab. 17: Instrumente zur Selbsteinschätzung der Schmerzintensität (eindimensional)*

Instrument	Zielgruppe & Einsatzbereich
Faces Pain Scale-Revised (FPS-R)	Kinder im Alter von 4 bis 18 Jahren mit prozeduralen, postoperativen und krankheitsbedingten Schmerzen
Numerische Rang Skala (NRS)	Erwachsene, Kinder & Jugendliche über 8 Jahren
Numerische Rang Skala, visuell vergrößert & laminiert (NRS-V)	Erwachsene im Intensivpflegebereich
Verbale Rating Skala (VRS)	Erwachsene
Visuelle Analogskala (VAS)	Erwachsene, Kinder älter als 8 Jahre (ggf. auch ab 7 Jahren), mit prozeduralen, postoperativen und krankheitsbedingten Schmerzen

* Vgl. DNQP 2020, S. 115

Tab. 18: Instrumente zur Selbsteinschätzung von Schmerzen (multidimensional)*

Instrument	Zielgruppe & Einsatzbereich
Deutscher Schmerzfragebogen für Kinder & Jugendliche (DSF-KJ)	Kinder & Jugendliche
Arthritis Impact Measurement Scales (AIMS/AIMS2)	Evaluation der physischen, mentalen uns sozialen Aspekte bei Menschen mit Arthritis
Brief Pain Inventory (BPI)/Brief Pain Inventory, Short Form (BPI-SF)	Erwachsene
Leeds Assessment of Neuropathic Symptoms and Signs (LANSS)	Erwachsene mit neuropathischen Schmerzen
Measure of Intermittent and Constant Osteoartiritis Pain (ICOAP)	Patienten mit Hüft- oder Knieosteoarthrose; bezieht gleichbleibende & wechselnde Schmerzen mit ein
McGill Pain Questionaire (MPQ)	Erwachsene
Neuropathic Pain Questinonaire (NPQ)	Initiale Einschätzung von neuropathischen Schmerzen

Instrument	Zielgruppe & Einsatzbereich
Oswestry Disability Index	Erwachsene Patienten; Funktionsbeeinträchtigungen bei unteren Kreuzschmerzen
painDETECT questionaire (PD-Q)	Differenzierung von nozizeptiven & neuropathischen Schmerzen
Roland and Morris Disability Questionaire	Erwachsene; physische Einschränkungen wegen unterem Rückenschmerz
Short-Form McGill Pain Questionaire (SF-MPQ)	Erwachsene
Strukturiertes Schmerzinterview für geriatrische Patienten	Erwachsene ab 75 Jahren, mit & ohne kognitive Beeinträchtigungen

* Vgl. DNQP 2020, S. 115

Tab. 19: Instrumente zur Fremdeinschätzung von Schmerzen*

Instrument	Zielgruppe & Einsatzbereich
Beurteilung von Schmerzen bei Demenz (BESD) (PAINAD-G)	Patienten mit kognitiven Beeinträchtigungen
Beobachtungsinstrument für das Schmerzassessment bei alten Menschen mit Demenz (BISAD)	Ältere Menschen mit Demenz
Behavioral Pain Scale – not intubated (BPS-NI)	Nichtintubierte Patienten auf Intensivstation
Berner Schmerzscore für Neugeborene/Bernese Pain Scale for Neonates (BPSN)	Früh- und Termingeborene bis zu 44. Gestationswoche
Critical-Care Pain Observation Tool (CPOT)	Kritisch kranken Erwachsene auf Intensivstationen, Selbstauskunft nicht möglich, mechanisch beatmet oder nicht-beatmet
Disability Distress Assessment Tool (Dis-Dat)	Menschen mit schwerwiegenden Kommunikationseinschränkungen wegen kognitiven oder psychischen Beeinträchtigungen

Instrument	Zielgruppe & Einsatzbereich
Bogen zur Evaluation der Schmerzzeichen bei Jugendlichen & Erwachsenen mit Mehrfachbehinderungen (EDAAP-Skala)	Schwerstmehrfachbehinderte Erwachsene & Jugendliche ohne Selbstauskunftsfähigkeit
»Face, Legs, Activity, Cry, Consolability«- Scale (FLACC/ FLACC-Revised)	Kinder zwischen 1 bis 18 Jahren mit prozeduralen & postoperativen Schmerzen; Kinder mit kognitiver Beeinträchtigung von 4 bis 19 Jahren bei postoperativen Schmerzen
Kindliche Unbehagen- und Schmerz-Skala (KUSS)	Reife Neugeborene bis Ende 4. Lebensjahr mit postoperativen Schmerzen; auch für mehrfachbehinderte Patienten & Personen geeignet, die nicht in der Lage sind, sich verbal zu mitzuteilen
Non-Cummunicating Adult Pain Checklist (NCAPC)	Nicht kommunizierende Erwachsene mit einer Behinderung
Non-Cummunicating Children's Pain Checklist Postoperative Version (NCCPC-PV)	Kinder mit kognitiven Beeinträchtigungen mit postoperativen Schmerzen
Noncummunicating Children's Pain Checklist – Revised (NCCPC-R)	Kinder mit kognitiven Beeinträchtigungen mit prozeduralen & krankheitsbedingten Schmerzen
Neonatal Infant Pain Scale (NIPS)	Früh- und Neugeborene prozeduralen & postoperativen Schmerzen
PAIC 15 Skala (»Pain Assessment in Impaired Cognition«)	Menschen mit Demenz
Premature Infant Pain Profile (PIPP)	Früh- und Reifgeborene mit akuten, prozeduralen Schmerzen
Parents Postoperative Pain Measure (PPPM)	Kinder von 1 bis 12 Jahren mit postoperativen Schmerzen in häuslicher Umgebung
Zürich Observation Pain Assessment (ZOPA)	Patienten mit Beeinträchtigungen des Bewusstseins (Intensiv) & der Kognition (Demenz)

* Vgl. DNQP 2020, S. 116

Chronischer Schmerz – Fokus im Assessment auf stabilisierende/ destabilisierende Faktoren

Hierzu eignet sich eine Befragung des Menschen mit Schmerz ggf. des Angehörigen, über die Aspekte, die für den Einzelnen wichtig für die Aufrechterhaltung seiner stabilen Situation im Alltag sind. Dies beinhaltet, die Erfassung von schmerzbedingten Beeinträchtigungen der Teilhabe, der Funktionsbeeinträchtigungen, der Bedeutung des Schmerzes für seine Situation und die Zufriedenheit mit der Behandlung. Hat der Mensch mit Schmerz eine Erklärung für seinen Schmerz und die Schmerzen sind für ihn annehmbar (unter Therapie) wird diese Situation als stabil angesehen. Sind die Aussagen des Menschen mit Schmerz nicht eindeutig ist von instabilen Schmerzsituation auszugehen.[47]

3.1.8 Verlaufskontrolle & komplexe Versorgungssituationen

Stellt man im Rahmen der Verlaufskontrolle fest, dass die Schmerzen (akut und chronisch) trotz medikamentöser und ggf. nicht-medikamentöser Therapie nicht gebessert sind, erfolgt die Kontaktaufnahme mit dem behandelnden Arzt. Eine erneute Schmerzeinschätzung ist durchzuführen.[48]

Leitfrage bei der Verlaufskontrolle

Haben sich bei Ihnen die Schmerzen verändert? Und wie?

Mögliche Antworten:

- Keine Schmerzen vorhanden.
- Es bestehen weiterhin Schmerzen, die Situation ist stabil, die Schmerzen sind annehmbar.
- Es bestehen weiterhin Schmerzen, die Situation ist instabil, die Schmerzen sind nicht annehmbar.*

* Vgl. DNQP 2020, S. 35

[47] Vgl. DNQP 2020, S. 35
[48] Vgl. DNQP 2020, S. 35

Die Evaluation des Schmerzmanagements erfolgt regelmäßig, anlassbezogen über die Verlaufskontrolle und die Erfassung der Wirkung der medikamentösen und nicht-medikamentösen Therapie inklusive der Nebenwirkungen.[49]

Hinweise zu den Aufgaben der Pflegefachkraft

Menschen mit Schmerz, die selbst keine Auskunft geben können

- Durchführung eines Assessments
  - Systematische Beobachtung bzw. Fremdeinschätzung mittels standardisierten Assessments
  - Berücksichtigung der beteiligten Personen ggf. der Angehörigen
- Kann ein individuell annehmbares Schmerzmaß nicht bestimmt werden, muss aus dem individuellen Verhalten eine Richtgröße festgelegt werden.

Wechsel des Menschen mit Schmerz in eine andere Einrichtung

- Versorgungsbrüche in der Schmerztherapie sind zu vermeiden, hierzu sind die entsprechenden Dokumente z. B. der Pflegeüberleitungsbogen, Entlassungsbrief mitzugeben.
- Auf die Durchführung notwendiger Assessments ist hinzuweisen.

Verlaufserfassung und Evaluation

- Festlegung der individuellen Schmerzeinschätzungs- und Evaluationsrhythmen.
- Zu beachtende Grundsätze
  - Je instabiler der Schmerz desto häufiger muss Schmerzeinschätzung durchgeführt werden.
  - In der instabilen Schmerzsituation ist eine engmaschige Verlaufserfassung notwendig z. B. bei der Anpassung der Schmerzmitteldosierung.
  - Akutversorgung: bei einer stabilen Schmerzsituation ist es möglich das Intervall der Verlaufserfassung oder Evaluation zu vergrößern.
  - Langzeitversorgung: bei einer stabilen Schmerzsituation bei chronischen Schmerzen ist es möglich die Einschätzung im Kontext der Evaluation des Pflegeprozesses durchzuführen.[50]

---

[49] Ebd.
[50] Vgl. DNQP 2020, S. 35

Komplexe Versorgungssituation

Wenn eine komplexe Versorgungssituation vorliegt, ist eine pflegerische Schmerzexpertin/ein pflegerischer Schmerzexperte einzubeziehen. Eine komplexe Schmerzsituation besteht, wenn die Schmerzursachen behandlungsresistent oder nicht heilbar sind (z. B. tumorbedingte Schmerzen, Schmerzen bei chronischen Erkrankungen, Schmerzen bei Polytraum, Schmerzen in palliativen Situationen).[51]

Vorgehen beim Schmerzassessment in komplexen Versorgungssituationen bei instabiler Schmerzsituation

- Abklärung: Was macht die Schmerzsituation instabil? Warum ist diese Situation nicht zufriedenstellend? Warum schlägt die Therapie nicht an?
  - Einbeziehung der personenbezogenen, krankheitsspezifischen, professionellen medizinischen und pflegerische Perspektiven
- Vertiefende Einschätzung Pathophysiologie des Schmerzes evtl. des Chronifizierungsgrades.

Zielsetzung

- Analyse der Auswirkungen des Schmerzes auf die Funktionalität, der sozialen Teilhabe und der Lebensqualität sowie deren Einbeziehung in das Assessment.

Einbeziehung in das Assessment

- Neben der Pflegefachkraft sind die pflegerische Schmerzexpertin/der pflegerische Schmerzexperte sowie das interprofessionelle Team einzubeziehen.
- Die Pflegefachkraft und der Schmerzexperte bewerten aus pflegefachlicher Sicht psychosoziale Faktoren und Risiken.
- Komorbiditäten, Risikofaktoren, psychosoziale Belastungssituationen für den chronischen Verlauf sind zu berücksichtigen.

---

[51] Vgl. DNQP 2020, S. 36

Dokumentation

- Die Pflegefachkraft und die pflegerische Schmerzexpertin/der pflegerische Schmerzexperte dokumentieren systematische ihre Einschätzungen, Beobachtungen und Feststellungen im Kontext des Schmerzassessment.
- Im Kontext von anlassbezogenen, engmaschigen Wirksamkeitsprüfungen eingeleiteter Maßnahmen ist es möglich Veränderungen der Schmerzsituation zu erkennen.[52]

3.2 Zweite Ebene: Planung

In der zweiten Ebene des Expertenstandards wird vorausgesetzt, dass die Pflegefachkraft das pflegerische Schmerzmanagement sowohl für akute als auch für chronische Schmerzen plant und koordiniert.
Die Pflegeeinrichtung muss sicherstellen, dass interprofessionell gültige Verfahrensregelungen für das Schmerzmanagement vorliegen, sodass medikamentöse und nicht-medikamentöse Maßnahmen im Rahmen eines interprofessionellen Behandlungsplans umgesetzt werden können.

Von der Pflegefachkraft wird eine Zusammenarbeit mit allen an der Versorgung beteiligten Berufsgruppen und dem Menschen mit Schmerz ggf. seinen Angehörigen erwartet. Hierbei sind der individuelle Bedarf und die Selbstmanagementkompetenzen des Menschen mit Schmerz an der Entwicklung oder Überprüfung seines Behandlungsplans einzubeziehen. Ergebnis soll ein individueller Behandlungsplan sein. Dieser soll folgende Aspekte beinhalten:

- Schmerzsituation,
- individuelle Therapieziele,
- Selbstmanagementkompetenzen,
- medikamentöse und nicht-medikamentöse Maßnahmen[53]

Dieser Ebene des Expertenstandards können nachfolgende Fragen aus den jeweiligen Qualitätsprüfungs-Richtlinien zugeordnet werden.

---

[52] Vgl. DNQP 2020, S. 37
[53] Vgl. DNQP 2020, S. 27

3.2.1 QPR Teil 1a – ambulante Pflegedienste

Zu beachten ist im Kontext der Qualitätsprüfung, dass der ambulante Pflegedienst die verordneten behandlungspflegerischen Leistungen nur fachlich korrekt durchführen kann, wenn der verordnende Arzt eine dem aktuellen Stand der medizinisch-pflegerischen Erkenntnisse entsprechende Verordnung ausgestellt hat und gleichzeitig die hiermit zusammenhängenden erforderlichen Medizinprodukte und Hilfsmittel gesondert verordnet hat. Wenn dies nicht der Fall, kann dies nicht dem ambulanten Pflegedienst angelastet werden.[54]

Tab. 20: Auszug aus der QPR Teil 1a ambulante Pflegedienste*

Fragen	Mindestangabe/Bewertungsfrage
9.23 Erhält die versorgte Person bei Leistungen der häuslichen Krankenpflege zur Schmerztherapie ein angemessenes pflegerisches Schmerzmanagement? 10.33 Erhält die versorgte Person bei Leistungen der häuslichen Krankenpflege zur Schmerztherapie ein angemessenes pflegerisches Schmerzmanagement? (Frage zur Behandlungspflege bei spezieller Krankenbeobachtung, wenn eine Verordnung der Ziffer 24 »Krankenbeobachtung, spezielle« der HKP-Richtlinie vorliegt, wird statt des Kapitels 9 das Kapitel 10 geprüft)	
Beide Fragen beziehen sich auf Medikamentengaben, Injektionen, Richten von Injektionen sowie dem Auflegen von Kälteträgern im Kontext mit Schmerzen. Der/die MD-Auditor*in erwartet, dass die ärztlich dokumentierten Medikamente und die Verordnung dokumentiert sind.	
* Vgl. GKV-Spitzenverband 2021, S. 129ff	

[54] Vgl. GKV-Spitzenverband 2021, S. 120

3.2.2 QPR Tagespflege/Qualitätsbereich 2

Qualitätsaspekt 2.2 Schmerzmanagement

Tab. 21: Auszug aus der QPR Tagespflege*

Qualitätsaspekt 2.2	Leitfrage 2

Erhält der Tagespflegegast eine fachgerechte Unterstützung zur Schmerzbewältigung?

Der/die MD-Auditor*in überprüft,
- ob die individuelle Maßnahmenplanung bei vorliegenden chronischen Schmerzen die Schmerzsituation einbezieht,
- ob Schmerzmedikamente nach der der ärztlichen An- bzw. Verordnung verabreicht werden,
- ob relevante Veränderungen der Schmerzsituation, die Wirkung von Schmerzmedikamenten und schmerzmittelbedingten Nebenwirkungen beobachtet und bei Bedarf dem behandelnden Arzt oder den für den Tagespflegegast zuständigen Ansprechpartner mitgeteilt werden.

Eine Bewertung der **Kategorie C** erfolgt, wenn z. B.:
- die Schmerzsituation in der Maßnahmenplanung nicht oder nicht ausreichend beachtet wird, der Tagespflegegast aber dennoch wirksame Unterstützung erhält,
- etwaige Nebenwirkungen der Schmerzmedikation unbeachtet bleiben.

Eine Bewertung der **Kategorie D** erfolgt, wenn z. B.:
- beim Tagespflegegast mit akuten Schmerzen keine Maßnahmen zur Schmerzlinderung durchgeführt oder eingeleitet werden,
- Tagespflegegäste mit chronischen Schmerzen die ärztlich an- bzw. verordneten Medikamente nicht verabreicht werden,
- die ärztliche Therapie aufgrund fehlender Informationsübermittlung an den behandelnden Arzt oder den für den Tagespflegegast zuständigen Ansprechpartner nicht der aktuellen Schmerzsituation des Tagespflegegastes entspricht.

Wichtig: Kommt es im Kontext der Medikamentengabe zu nicht-fachgerechter Unterstützung des Tagespflegegastes kann zusätzlich eine Bewertung auch unter dem Qualitätsaspekt 2.1 Medikamentöse Therapie erfolgen.

* Vgl. GKV-Spitzenverband 2021, S. 39ff

3.2.3 QPR vollstationäre Pflege/Qualitätsbereich 2

Qualitätsaspekt 2.2 Schmerzmanagement

Tab. 22: Auszug aus der QPR vollstationäre Pflege*

Qualitätsaspekt 2.2	Leitfrage 2

Erhält der Tagespflegegast eine fachgerechte Unterstützung zur Schmerzbewältigung?

Der/die MD-Auditor*in überprüft,
- ob die individuelle Maßnahmenplanung bei vorliegenden chronischen Schmerzen die Schmerzsituation einbezieht,
- ob Schmerzmedikamente nach der der ärztlichen An- bzw. Verordnung verabreicht werden,
- ob relevante Veränderungen der Schmerzsituation, die Wirkung von Schmerzmedikamenten und schmerzmittelbedingten Nebenwirkungen beobachtet und bei Bedarf dem behandelnden Arzt mitgeteilt werden.

Eine Bewertung der **Kategorie C** erfolgt, wenn z. B.:
- die Schmerzsituation in der Maßnahmenplanung nicht oder nicht ausreichend beachtet wird, die versorgte Person aber dennoch wirksame Unterstützung erhält,
- wenn relevante Veränderungen der Schmerzsituation nicht dem behandelnden Arzt mitgeteilt wurden,
- etwaige Nebenwirkungen der Schmerzmedikation unbeachtet bleiben.

Eine Bewertung der **Kategorie D** erfolgt, wenn z. B.:
- bei der versorgten Person mit akuten Schmerzen keine Maßnahmen zur Schmerzlinderung durchgeführt oder eingeleitet werden,
- versorgte Personen mit chronischen Schmerzen die ärztlich an- bzw. verordneten Medikamente nicht verabreicht bekommen,
- die ärztliche Therapie aufgrund fehlender Informationsübermittlung an den behandelnden Arzt nicht der aktuellen Schmerzsituation der versorgten Person entspricht.

Wichtig: Kommt es im Kontext der Medikamentengabe zu nichtfachgerechter Unterstützung der versorgten Person kann zusätzlich eine Bewertung auch unter dem Qualitätsaspekt 2.1 Medikamentöse Therapie erfolgen.

* Vgl. GKV-Spitzenverband 2019, S. 38f, S. 104

3.2.4 Aufgaben der Einrichtung

Die Einrichtung hat die Aufgabe, interprofessionell gültige Verfahrensregelungen zum Schmerzmanagement zur Verfügung zu stellen. Diese sind die Basis zur Zielfindung für das Schmerzmanagement des einzelnen Menschen mit Schmerzen, der im Mittelpunkt steht. Möglich sind Regelungen für spezifische Zielgruppen wie z. B. Menschen mit akuten und/oder chronischen Schmerzen, Menschen in palliativen Situationen, Kinder in unterschiedlichen Alters- und Entwicklungsphasen.[55]

Inhalte der interprofessionellen Verfahrensregelung

Beschreibung der Aufgaben/Tätigkeitsbereiche der unterschiedlichen Akteure z. B.:

- Verantwortliche Ansprechpersonen (z. B. Pflegefachkraft in der ambulanten/stationären Einrichtung, pflegerische*r Schmerzexpert*in, pflegerischer Schmerzexperte, Ärztinnen und Ärzte, Therapeut*innen, andere Professionen)
- Vorgehensweise in der Anordnungspraxis (wer ordnet was wie und wo an?)
- Anwendung der Behandlungsschemata
- Dokumentation (wie und wo wird dokumentiert?)
- Umgang auftretenden Komplikationen (Wer muss wann informiert werden? Notfallnummern hinterlegt? etc.)
- Aufgaben der pflegerischen Schmerzexpertinnen und Schmerzexperten sind festgelegt (z. B. in der Stellen- oder Funktionsbeschreibung)
- Festgelegte Kommunikationswege und Schnittstellenmanagement innerhalb und außerhalb der Einrichtung (wer wird wann und durch wen hinzugezogen?)*

* Vgl. DNQP 2020, S. 38

[55] Vgl. DNQP 2020, S. 38

Erwartet wird, dass der Behandlungsplan mit dem Menschen mit Schmerz und ggf. mit seinen Angehörigen und mit allen am Schmerzmanagement beteiligten Professionen abgestimmt wird.

Tab. 23: Inhalte des Behandlungsplans*

Inhalte des Behandlungsplans	
	Schmerzassessment
	Medikamentöse Maßnahmen zur Schmerzbehandlung (Dosierung, Applikationsweg, Bedarfsmedikation bzw. medikamentöse Behandlungsschemata)
	Nicht-medikamentöse Maßnahmen zur Schmerzbehandlung
	Informationen zur Erfassung von/zum Umgang mit schmerzbedingen Nebenwirkungen

* Vgl. DNQP 2020, S. 39

Der Behandlungsplan ist je nach Versorgungssetting und Zielgruppen individuell anzupassen. Beispielsweise kann es bei der Versorgung von Menschen mit chronischen Schmerzen von Vorteil sein, die Inhalte des Behandlungsplans in einem speziellen Dokument abzubilden.

Die Einrichtung unterstützt durch die festlegten Verfahrensregeln die Umsetzung aller Maßnahmen (medikamentöse und nicht-medikamentöse). Somit sind auch die Ressourcen für die Fort- und Weiterbildung bereitzustellen und Strukturen und Materialien vorzuhalten. Die Einrichtung ist dafür verantwortlich, dass die medikamentösen Maßnahmen von Behandlungsplänen umgesetzt werden. Der anordnende Arzt muss sicherstellen, dass die medikamentösen Maßnahmen umsetzbar sind.

Die Einrichtung muss die Zeitressourcen für nicht-medikamentöse Maßnahmen und dazu erforderlichen Materialien bereitstellen.[56]

[56] Vgl. DNQP 2020, S. 39

3.2.5 Aufgaben der Pflegefachkraft

Die Pflegefachkraft gestaltet gemeinsam mit dem Menschen mit Schmerzen, ggf. den Angehörigen und den an der Versorgung beteiligten Berufsgruppen, die pflegerischen Anteile des interprofessionellen Schmerzmanagements. Ebenso ist sie an der Erstellung des individuellen Behandlungsplans beteiligt. Zu bestimmen sind individuelle Therapieziele, um die Schmerzsituation stabil zu halten oder eine instabile Schmerzsituation zu stabilisieren. Die gemeinsame Entscheidungsfindung sorgt dafür, dass die Ziele und angestrebte Verbesserungen sichtbar werden und eine stabile Schmerzsituation definiert werden kann. Der Mensch mit Schmerz, seine Angehörigen und alle an der Versorgung beteiligten Berufsgruppen sollen die Möglichkeit haben, den Behandlungsplan einzusehen. Die Pflegefachkräfte sorgen dafür, dass die Maßnahmen auf den Bedarf, den Alltag und der individuellen Lebenssituation des Menschen mit Schmerzen abgestimmt sind.[57]

Menschen mit akuten Schmerzen

Was ist zu tun?

Bestehende Schmerzen zu beseitigen bzw. auf ein erträgliches Maß reduzieren, um Teilnahme an den Therapiemaßnahmen möglich zu machen und Komplikationen zu vermeiden.[58]

Menschen mit chronischen Schmerzen

Was ist zu tun?

- Im Fokus steht ein annehmbares Schmerzmaß oder ein angestrebtes Maß an Alltagsaktivität.
- Anpassung und Integration des Therapieplans an den Alltag, den Tagesabläufen und den Lebensentwürfen des Menschen mit Schmerz.[59]

[57] Vgl. DNQP 2020, S. 40
[58] Ebd.
[59] Ebd.

Instabile Akutschmerzsituation

Was ist zu tun?

- Unverzügliche Einholung einer ärztlichen Anordnung zur medikamentösen Schmerztherapie, mit dem Ziel einer weitestgehenden Schmerzlinderung, dem Erreichen einer stabilen Schmerzsituation bzw. der Schmerzbeseitigung.[60]
- Planung von nicht-medikamentösen Maßnahmen sowie ansprechen der Einbindung von weiteren Berufsgruppen.[61]

Instabile chronische Schmerzen

Was ist zu tun?

- Die Pflegefachkraft empfiehlt die Prüfung, Anpassung bzw. Anfertigung eines interprofessionellen Behandlungsplanes.
- Planung von nicht-medikamentösen Maßnahmen sowie Ansprechen der Einbindung weiterer Berufsgruppen.[62]

Stabile Schmerzsituation (Akutschmerzsituation & chronischen Schmerzen)

Was ist zu tun?

- Umsetzung pflegerischer nicht-medikamentöser Maßnahmen sowie Koordination und Umsetzung weiterer Maßnahmen verschiedener Berufsgruppen.
- Die Pflegefachkraft plant die Durchführung und Evaluation der medikamentösen Therapie gemäß dem Therapieplan. Erforderliche Änderungen in der medikamentösen Therapie erfolgen immer in Absprache mit dem Arzt.[63]

---

[60] Ebd.
[61] Ebd.
[62] Ebd.
[63] Ebd.

Weitere Aspekte des Schmerzmanagements

Einbindung von einrichtungsexternen Versorgern in der Langzeitpflege, wie in der interprofessionell geltenden Verfahrensregelung festgelegt, z. B.:

- niedergelassene Physiotherapeuten*innen
- Apotheker*in (evtl. Überprüfung des Medikamentenplans auf Wechsel- und Nebenwirkungen)

Vermeidung von Schmerzen durch pflegerische und therapeutische Handlungen, um weitere instabile Schmerzsituationen und eine Chronifizierung zu vermeiden, wie z. B.:

- nicht-medikamentöse Maßnahmen, die Schmerzen auslösen können,
- Thematisieren von physisch und psychisch auslösenden Faktoren.

Selbstmanagement des Menschen mit Schmerzen stärken, dies umfasst z. B.:

- ein ausreichendes Selbstmanagement im Umgang mit der medikamentösen und nicht-medikamentösen Therapie,
- die Planung von Angeboten, Informationen und Beratung zur Entwicklung von Strategien die dem Menschen mit Schmerzen unterstützen können,
- Integration von nicht-medikamentösen Maßnahmen
  Cave: Auf Kontraindikationen achten!
- Planung und Durchführung edukativer Maßnahmen

Palliative Situation

- Im Fokus stehen hier die Ruhe und Entlastung des Menschen mit Schmerzen.

Perioperative Versorgung von Menschen mit chronischen Schmerzen

- evtl. Auslassung oder Änderung der vorbestehenden Schmerzmedikation,
- Integration der Medikation für chronische Schmerzen in die Berechnung und Anordnung der postoperativen Schmerztherapie sowie Anpassung des Schmerzschemas zur Vermeidung von analgetischen Unter-, Über- oder Fehlversorgung,
- präoperative Absprache mit dem behandelnden Arzt und Planung des postoperativen Vorgehens bei z. B. langen Operationszeiten, Ruhigstellungen von Körperregionen,

- schriftliche Anordnung der Schmermedikation sowie Bedarfsmedikation,
- Beachtung von schmerzlindernden- und hemmenden Faktoren,
- Einbindung von Physiotherapie ggf. Ergotherapie.[64]

3.2.6 Individueller Behandlungsplan

Ziel ist es, das ein Individueller Therapieplan vorliegt. Dieser umfasst:

- die Schmerzsituation
- die Therapieziele
- die Selbstmanagementkompetenz des Menschen mit Schmerz
- die Planung und Koordination von medikamentöse und/oder nicht-medikamentöse Maßnahmen
- die Prävention schmerzauslösender Situationen und edukative Maßnahmen[65]

Vorausgesetzt wird, dass der Therapieplan gemeinsam mit den Menschen mit Schmerzen ggf. seinen Angehörigen erstellt wird. Dabei sind seine Alltagsroutinen und seine Lebenssituation immer zu berücksichtigen. Die pflegerische Schmerzexpertin/der pflegerische Schmerzexperte wird in komplexen Schmerzsituationen hinzugezogen. Eine Stärkung des Selbstmanagement verbessert das Schmerzerleben und die Lebensqualität. Edukative Maßnahmen werden im interprofessionellen Team abgestimmt und den Betroffenen ggf. den Angehörigen angeboten.

Der Mensch mit Schmerzen und alle am Schmerzmanagement beteiligten Berufsgruppen können den Behandlungsplan einsehen. Kommt es zu Versorgungübergängen oder einrichtungsinternen Verlegungen ist zu gewährleisten, dass der Therapieplan im Entlassungsbrief und Pflegeüberleitungsbogen integriert ist und weitergeleitet wird.[66]

---

64 Ebd.
65 Vgl. DNQP 2020, S. 42
66 Ebd.

3.3 Dritte Ebene: Information, Schulung, Beratung

3

In der dritten Ebene geht es um das Thema Information, Schulung und Beratung. Damit dies möglich wird, sind von Seiten der Pflegefachkraft und der Einrichtung bestimmte Voraussetzungen bzw. Rahmenbedingungen zu erfüllen. Des Weiteren steht im Fokus des Schmerzmanagements die Stärkung des Selbstmanagements des Menschen mit Schmerzen.

3.3.1 Kompetenz der Pflegefachkraft

Vorausgesetzt wird, dass die Pflegefachkraft die Kompetenz zur Information, Schulung und Beratung in Bezug auf Schmerzen und Schmerzbedingte Probleme aufweist.

Konkret geht es um die Vermittlung und Reflexion von Wissen, die Vermittlung von technischen Fertigkeiten sowie die Befähigung diese auf die eigene Lebenssituation umzusetzen.

Information, Schulung und Beratung

Ziele der Beratung und Schulung bei akuten und chronischen Schmerzen:

- Befähigung des Betroffenen ggf. seiner Angehörigen zu einen angemessenen Schmerzmanagement und Motivation zur Mitarbeit
- Aufklärung über die Schmerzbehandlungsstrategien
- Ängste im Umgang mit Schmerzen und der angezeigten Schmerztherapie nehmen

Wichtig: Edukative Maßnahmen sind gezielt zu planen und zu strukturieren (Zeitpunkt, Umfang und der Situation angepasst).

Die Pflegefachkraft verfügt über folgende Kompetenzen:

- das schmerzmanagementbezogene Wissen und die Fertigkeiten zielgruppenspezifisch zu vermitteln,
- bei akuten Schmerzen kann sie relevante Informationen beim Auftreten von Schmerzen der Schmerzeinschätzung und der Therapie vermitteln,
- bei chronischen Schmerzen kann sie den Beratungsprozess an den Bedürfnissen des Menschen mit Schmerzen anpassen und gemeinsam adäquate Ziele erarbeiten sowie zur Erreichung der Ziele zu ermöglichen,
- die individuellen Ressourcen und die Bewältigungsstrategien des Betroffenen mit einzubeziehen.

Die Pflegefachkraft verfügt über das Wissen sowie die Fertigkeiten,

- die Schulungen strukturiert zu gestalten sowie an die Bedürfnisse und Fähigkeiten der Menschen mit Schmerzen ggf. ihren Angehörigen situativ anzupassen,
- Informations- und Schulungskonzepte für unterschiedliche pflegerische Versorgungseinrichtungen zu entwickeln (palliativ-Hospizversorgung, Rehabilitationsbereiche),
- spezifische Schulungskonzepte für die Zielgruppe der Kinder mit Schmerzen zu entwickeln, die dem Alter und Entwicklungsstand des Kindes angepasst sind; evtl. können getrennte Schulungen von Eltern und Kind notwendig sein.*

* vgl. DNQP 2020, S. 42f.

3.3.2 Aufgaben der Einrichtung

Aufgabe der Einrichtung ist es zu gewährleisten, dass bei der Information, der Schulung und der Beratung die personelle Kontinuität gewahrt wird. Folglich müssen die entsprechend notwendigen personellen Ressourcen bereitgestellt werden.

Konzepte der Einrichtung

Zu beachten ist, bei der Entwicklung des einrichtungs- und zielgruppenorientierten Schulungs- und Beratungskonzept, dass alle am Schmerzmanagement beteiligen Berufsgruppen beteiligt sind.

Die Konzepte sollen nachfolgende Aspekte enthalten:

- fachlich-inhaltliche Informationen,
- Beratungs- und Schulungsschwerpunkte,
- eine methodisch-kommunikative Strategie zur Umsetzung von Beratung und Schulung,
- eine Beschreibung der verschiedenen Aufgaben sowie Rollen der Gesundheitsprofessionen
- eine Festlegung der Rahmenbedingungen für die Umsetzung.

Rahmenbedingungen:

- zeitliche und personelle Ressourcen
- Schulungs- und Beratungsräume
- Beratungs- und Schulungsmaterialien
- Verfügbarkeit des pflegerischen Schmerzexperten

* Vgl. DNQP 2020, S. 43

Im **Konzept für akute Schmerzen** sind die im Versorgungsbereich relevanten schmerzhaften Behandlungen aufzunehmen, wie z. B. operationsspezifische oder diagnostische-therapeutische Verfahren, Punktionen, Wundversorgung.

Menschen mit chronischen Schmerzen haben oft schon im Kontext ihrer Schmerzen lange Diagnose- und Therapiephasen mit wechselndem Erfolg hinter sich. Hier ist es wichtig, dass sie eine vertrauensvolle Beziehung zur verantwortlichen Pflegefachkraft aufbauen können. Dies kann z. B. über eine Bezugspflegekraft begünstigt werden.

Für ein erfolgreiches Schmermanagement sind **zielgruppenspezifische Angebote** (z. B. Broschüren, Flyer) anzubieten. Die zur Verfügung stehenden Unterlagen sollen im Kontext der Informations-, Beratungs- und Schulungssituationen für die Betroffenen frei zugänglich sein. Neben den schriftlichen Angeboten ist auch an **digitale Medien** (z. B. CD, DVD, Apps) zu denken.

Das Anschauungsmaterial für **Kinder und Jugendliche mit akuten und chronischen Schmerzen** ist soll in kindgerechter Form vorhanden sein. Ebenso sind die bereitgestellten Anschauungsmaterialien auf die Bedürfnisse von Menschen mit Behinderung[67] und kognitiv beeinträchtigten Menschen angepasst. Zu denken ist auch an die Bereitstellung von mehrsprachigen Anschauungsmaterialien und ggf. Dolmetscher- und Gebärdensprachdolmetscherverzeichnissen. Zur Dokumentation z. B. der Schulungseinheiten und Beratungen entwickelt die Einrichtung entsprechende Dokumentationsmaterialien.[68]

3.3.3 Pflegefachkraft: Information, Beratung und Schulung

Aufgabe der Pflegefachkraft ist die Information, Schulung und Beratung des Menschen mit Schmerzen sowie ggf. seiner Angehörigen. Dies erfolgt in Absprache mit an der Versorgung beteiligten Berufsgruppen. Die vereinbarten Ziele sollen zur Stärkung des Selbstmanagement beitragen.

Information, Schulung, Beratung bei akuten Schmerzen

Die Planung und Durchführung von Information, Schulung und Beratung erfolgt immer in Absprache mit den beteiligten Berufsgruppen sowie zu Beginn des pflegerischen Auftrags. Empfohlen wird, mit den Menschen mit Schmerzen eine bedarfsgerechte Zielsetzung zur Schmerzlinderung und dem Erzielen einer stabilen, annehmbaren Schmerzsituation im Therapieverlauf zu vereinbaren. Ziel ist eine größtmögliche Lebensqualität in Ruhe. Das annehmbare individuelle Schmerzausmaß sollte in Belastung nur so hoch sein, dass der Betroffene seine Alltagsaktivitäten durchführen kann.

---

[67] Z. B. Gehörlose, sehbeeinträchtigte Menschen, lernbehinderte Menschen (Vgl. DNQP 2020, S. 44)
[68] Vgl. DNQP 2020, S. 44

Menschen mit Schmerzen oder zu erwartenden Schmerzen, bei denen eine Operation ansteht, sollten im Vorfeld präoperative Informationen und Schulungen erhalten. Bekanntermaßen wirkt sich dies positiv auf die Schmerztherapie aus.[69]

Einbeziehung des Menschen mit Schmerzen ggf. seiner Angehörigen
Menschen mit Schmerzen sowie ggf. seine Angehörigen sollen bestehende Schmerzen mitteilen. Wesentliche Informationen hierzu sind:

- Ziele, Chancen sowie Grenzen des Schmerzmanagement,
- Selbsteinschätzung der Schmerzen anhand standardisierter Skalen,
- konsequente und pünktliche Einnahme der verordneten Medikation,
- Identifikation, Einschätzung und Prophylaxe sowie Linderung von Nebenwirkungen,
- Wissen um und Einsatz von nicht-medikamentösen Interventionen,
- Anleitung zu praktischen Übungen z. B. das Erlernen von schmerzreduzierenden Bewegungsabläufen.[70]

Dem Menschen mit Schmerzen und ggf. seinen Angehörigen sollte ein schriftlicher im Team abgestimmter Therapieplan inklusive Begleitmaterial mitgegeben werden. Dieser Therapieplan enthält:

- Informationen über die Medikation,
- Wirkung und Nebenwirkungen der Medikation,
- Anweisungen zur Einnahme,
- Interventionen bei Nebenwirkungen,
- Ansprechpartner bei Problemen oder Fragen (ggf. Kontaktdaten zum pflegerischen Schmerzexperten).

Im Zuge der Therapie ist der Behandlungsplan situativ anzupassen. Die geplante Therapiedauer wird dokumentiert. Erfasst werden das Medikament selbst und die Dauer der Einnahme. Ebenso sind nicht-medikamentöse Maßnahmen enthalten. Des Weiteren wird der Behandlungsplan mit den Betroffen ggf. seine Angehörigen besprochen.[71]

---

[69] Vgl. DNQP 2020, S. 45
[70] Ebd.
[71] Ebd.

Stationärer Aufenthalt – Entlassung/Verlegung des Menschen mit Schmerzen

Kommt es zur Entlassung bzw. Verlegung des Betroffenen, werden ihm Informationen über den Heilungsprozess, Anweisungen zur Medikation, der Einnahmedauer sowie mündliche und schriftliche Handlungsanweisungen bezüglich denkbarer Komplikationen mitgegeben. Aufgabe der Pflegefachkraft ist es, für die Versorgungskontinuität zu sorgen. Sie ermittelt die Kompetenzen der Betroffenen ggf. der Angehörigen. Diese Informationen leitet sie weiter an die nachfolgende betreuende Einrichtung und den an der Therapie beteiligten Berufsgruppen. Angehörige sind in der Fremdeinschätzung von Schmerzen mit geeigneten Instrumenten zu schulen.[72]

Schulung von Kindern

Der Zeitpunkt der Schulung steht in Abhängigkeit vom schmerzhaften Ereignis und vom Alter des Kindes. Zu empfehlen ist, **jüngere Kinder** kurz vor der schmerzhaften Maßnahme aber mit ausreichend Zeit zur Beruhigung nach der ersten Unruhe und nach der Ankündigung der Maßnahme zu schulen.

Die Schulung und Beratung von **älteren Kindern** können einige Tage vor dem Eingriff erfolgen. Zur Vermeidung von schmerzverstärkenden Einflussfaktoren wie z. B. Ängste, Einsamkeit ist die Anwesenheit der Eltern bzw. Bezugspersonen bei der Informationsvermittlung, Schulung sowie Beratung sinnvoll, ggf. werden diese gesondert vom Kind informiert. Desgleichen ist an die Anwendung von kombinierten verhaltenstherapeutischen Interventionen zu denken.

In der Pädiatrie sind vor schmerzhaften Behandlungen nachkommende Themen relevant:

- Hintergrundinformationen (medizinische Indikation, erwartetes Ergebnis der Intervention)
- Information zur Behandlung
  - Ablauf, zeitlicher Verlauf, zu erwartende spezifische Ereignisse vor, während und nach der Intervention, Anforderungen an das Kind und Handlungen von Ärzten und Pflegenden.

[72] Vgl. DQNP, S. 46

- Sensorische Informationen
  - Einschätzung von möglichen Gefühlen und Empfindungen während der einzelnen Schritte der Interventionen und Erfahrungen anderer Kinder.

Kinder, ihre Eltern oder Bezugspersonen sollten über die Option von nicht-medikamentösen Maßnahmen zur Schmerzreduktion informiert werden. Je nach Entwicklungstand des Kindes sollten sie zur Selbsteinschätzung der Schmerzen mittels einfacher Intensitätsskalen angeleitet werden.[73]

Information, Schulung, Beratung bei chronischen Schmerzen

Die nachfolgenden Aspekte zur Information, Schulung, Beratung bei chronischen Schmerzen sind laut den DNQP aus dem Expertenstandard »Schmerzmanagement in der Pflege bei chronischen Schmerzen« aus dem Jahr 2015 übernommen worden. Begründet wird dies damit, dass auch bei aktueller Literaturlage die grundsätzlichen Bausteine der Edukation, die dort beschrieben wurden, nach wie vor relevant sind.[74]

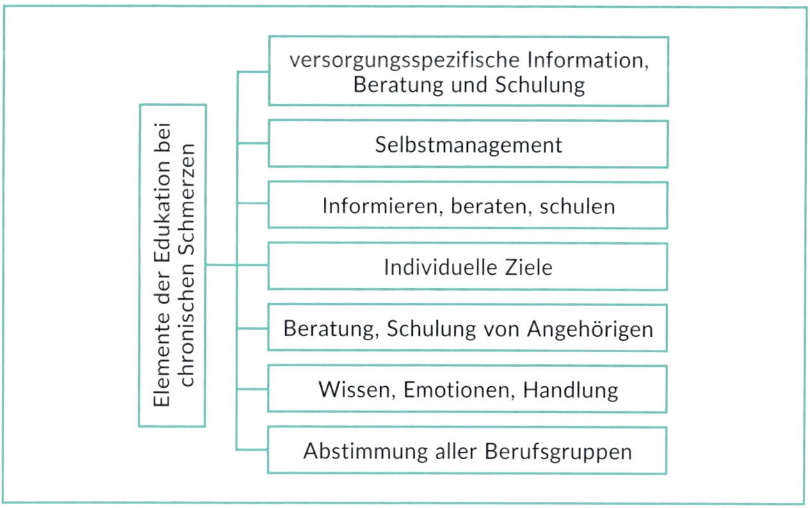

Abb. 6: Bausteine der Edukation bei chronischen Schmerzen (vgl. DNQP, S. 46ff)

[73] Ebd.
[74] Ebd.

Versorgungsbereichsspezifische Information, Schulung und Beratung
Die Ausgestaltung von Information, Schulung und Beratung steht immer in Abhängigkeit vom jeweiligen Setting, in dem diese angeboten wird. Im **Allgemeinkrankenhaus** liegt der Fokus auf der Information und Gewährleistung von individuellen Bewältigungsstrategien und der vorbereitenden Entlassungsberatung. In **spezialisierten Schmerzkliniken und Rehabilitationseinrichtungen** liegt der Schwerpunkt auf Gruppenschulungen für bestimmte Schmerzerkrankungen, wie z. B. Kopfschmerzgruppen, Rückenschule oder Rheumaschulungen. Bei der **ambulanten Betreuung** stehen die individuelle Beratung und Schulung der Menschen mit Schmerzen sowie deren pflegende Angehörige im Mittelpunkt. Die Angebote in der **stationären Altenhilfe** sind in ihrer Gestaltung abhängig von den individuellen und kognitiven Fähigkeiten der Menschen mit Schmerzen. Zu beachten sind zu dem der individuelle Bedarf und die Bedürfnisse der von Schmerzen betroffenen Menschen sowie ggf. ihrer Angehörigen.[75]

Inhalte und Schwerpunkte der Information, Schulung und Beratung in unterschiedlichen Versorgungsbereichen
Tumorbedingter Schmerz im Hospiz/ambulanten Palliativpflege/Palliativstation

- Hier steht der Umgang mit der Opioidtherapie sowie den damit verknüpften Ängsten, Mythen und Verhalten im Mittelpunkt.
- Ferner geht es um die Reduzierung emotionaler Barrieren und die Förderung des Selbstmanagements. Individuelle Ziele sollen umgesetzt werden können. Auch die spirituelle Dimension von Schmerz im Sinne des Total-Pain-Konzeptes und die damit beinhaltete Trauer- und Verlustarbeit soll zum Tragen kommen.[76]

Stationäre Altenhilfe

- Hier geht es ebenfalls, um die Trauer- und Verlustarbeit und die Menschen mit Schmerz zu bestärken ihren Schmerz zu kommunizieren, sie zu schulen ihren Schmerz beschreiben zu können sowie Verschlimmerungen kundzutun.

[75] Vgl. DNQP 2020, S. 46f
[76] Vgl. DNQP 2020, S. 47

- Auch stehen der Mobilitätserhalt bzw. die Aktivierung im Mittelpunkt, um damit das rechte Maß an Aktivität (auch mit Unterstützung Dritter) herauszufinden.
- Schon- bzw. Vermeidungsverhalten gilt es ebenso wie Durchhaltestrategien entgegenzusteuern.[77]

Ambulante Pflege

- Hier nehmen die Hilfsmittelberatung und -anpassung und Schulungen im Einsatz der Hilfsmittel, aufgrund von vorhandenen körperlichen Funktionseinschränkungen einen hohen Stellenwert ein. Insbesondere im Kontext von der Akzeptanz und der Nutzung von Gehhilfen zum Erhalt der Mobilität.[78]

Akutkliniken und Rehabilitationseinrichtungen

- Hier hängen die Beratungs- und Schulungsinhalte von der die Therapie begründenden Erkrankung ab.
  - Beispielweise kann bei Osteoporose die Beratung und Schulung zu Ernährungsfragen wichtig sein.
  - Bei somatoformen Schmerzbildern kann Entspannung, Ablenkung und Neubewertung des Schmerzes und das Erlernen einer Balance von Bewegung, Aktivität, Ruhe sowie Erholung im Vordergrund der Beratung und Schulung stehen.
  - Menschen mit Kopfschmerzen sollen lernen auslösende Faktoren zu erkennen, um ihren Alltag dementsprechend umzustellen bzw. bei Migräne beizeiten medikamentöse Prophylaxe einzusetzen.
  - Erfolgt die Therapie wegen eines unabhängig vom chronischen Schmerz aufgetretenen akuten Ereignisses kann dies einen speziellen schmerzmanagementbezogenen Beratungs- und Schulungsbedarf begründen. Evtl. ist dies für den Heilungs- bzw. Rehabilitationserfolg wichtig, wie z. B. im Kontext der Mobilisation nach einer Fraktur bei bestehenden langjährigen Schmerzen aufgrund einer rheumatischen Erkrankung.[79]

---

[77] Ebd.

[78] Ebd.

[79] Ebd.

Beratungs- und Schulungsinhalte stehen in Abhängigkeit von den individuellen Bewältigungsstrategien, dem Anpassungsverhalten sowie der Erkrankungsphase in dem sich der Mensch mit Schmerzen befindet.

- Diagnosephase: In dieser Phase setzt sich der Betroffene damit auseinander, dass seine Schmerzen chronisch möglicherweise nicht vollständig geheilt bzw. nur gelindert werden können. Im Kern der Beratung steht deshalb die Informationsvermittlung zur Schmerzerkrankung und -therapie sowie die emotionale Bewältigung.
- Länger bestehende Schmerzen: Bei länger bestehenden Schmerzen liegt der Fokus eher auf Probleme des Schmerzmanagements hinsichtlich der Behandlung oder der körperlichen Aktivität sowie um Effekte des chronischen Schmerzes auf Schule, Ausbildung, Beruf oder die soziale Teilhabe.
  In der Beratung geht es um die Fortführung des Selbstmanagements, damit der Krankheitsverlauf stabilisiert wird, um Krisen vorzubeugen
- Phase des Krankheitsfortschritts: Hier geht es um die Entwicklung von neuen Bewältigungsstrategien. Im Vordergrund der Beratung stehen die Stärkung der Adaptionsfähigkeit des Menschen mit Schmerz und seiner Angehörigen sowie sozialrechtliche Beratung (z. B. berufliche Rehabilitation, Berentung, Schwerbehinderung).
- Palliative Phase: In diesem Stadium rückt der Erhalt einer bestmöglichen Lebensqualität sowie die Beratung, Schulung der Angehörigen in den Vordergrund des Handelns.[80]

Selbstmanagement – Fördern durch Information, Beratung und Schulung

Die Förderung der Selbstmanagementkompetenz des Menschen mit chronischen Schmerzen ist wichtig für die Linderung und den Umgang mit dem chronischen Schmerz. Grundlegendes Prinzip des Selbstmanagements ist, dass die Betroffenen in ihrer Autonomie und Eigenaktivität gestärkt und gefördert werden. Je mehr sie selbst davon überzeugt sind, etwas gegen oder mit dem Schmerz tun zu können, desto mehr gelingt es ihnen, für sich zu sorgen und Maßnahmen zur Schmerzbewältigung zu realisieren.

[80] Vgl. DNQP 2020, S. 48

Der Fokus bei edukativen Angeboten für Menschen mit chronischen Schmerzen liegt auf dem Annehmen des Schmerzes als Teil der Erkrankung oder als Erkrankung selbst. Die Intention von Beratung und Schulung ist es, die Betroffenen in ihrem Umgang mit dem Schmerz gesundheitsfördernd zu unterstützen, sodass sie ihre Ressourcen konstruktiv einsetzen können.

Konkret geht es um den Abbau von Ängsten und Unsicherheiten. Die Betroffenen sollen in die Lage versetzt werden, den Alltag an den Schmerz zu adaptieren oder, anders gesagt: den Schmerz in ihre Lebensroutinen zu integrieren. Schließlich soll durch die Entwicklung der Selbstmanagementkompetenz einer weiteren Schmerzchronifizierung vorgebeugt werden.[81]

Informieren – Schulen – Beraten

Zur Stärkung der Selbstmanagementkompetenz der Menschen mit chronischen Schmerzen müssen sie durch Pflegefachkräfte sowie den anderen, an der Versorgung beteiligten Berufsgruppen informiert, geschult und beraten werden. Voraussetzung ist, dass der Betroffene ernstgenommen wird, auch wenn das Schmerzerleben nicht objektivierbar ist und im Widerspruch zur Wahrnehmung der Teammitglieder stehen kann.

Das Schmerzerleben des Betroffenen ist nicht zu bagatellisieren oder zu ignorieren, sondern als subjektives Gefühl und der Schmerzausdruck als individuelle Bewältigungsstrategie anzuerkennen. Umsetzung und Gestaltung der edukativen Maßnahmen orientieren sich immer an den Zielen des Menschen mit Schmerzen, dem Versorgungssetting, in dem er versorgt wird und den vorhanden Teamressourcen.[82]

Individuelle Ziele

Mit den Menschen mit chronischen Schmerzen sind in einem Aushandlungsprozess stets individuelle Ziele zu vereinbaren. Sie sind aktiv in Entscheidungen einzubinden. Dementsprechend sind die edukativen Angebote an die individuellen Beratungsbedürfnisse und persönliche Lernmotivation bzw. Veränderungsbereitschaft des Betroffenen auszurichten.

[81] Ebd.
[82] Ebd.

Sämtliche Beratungs- und Schulungsaktivitäten müssen einen Bezug zur individuellen Alltagsgestaltung des Betroffenen, seinem Lebensumfeld, seinem Tagesablauf, seiner Prioritäten oder den Umständen in seinem Arbeits-, Schul- und Wohnumfeld haben. Beratungsangebote sind stets individuell und alltagsorientiert zu gestalten sowie an das Alter bzw. der Entwicklungsstufe, die kognitiven Fähigkeiten und die Erkrankung anzupassen. Die Entscheidung zur Durchführung der Beratung oder Schulung in Form von Einzel-, Mikro-, oder Gruppenschulungen ist abhängig vom individuellen Bedarf und den Bedürfnissen der Betroffenen sowie der Art und dem Umfang des Pflegeauftrags und den Rahmenbedingungen des Versorgungssettings. Wichtig ist bei allen Beratungs- und Schulungsangeboten, dass die Vermittlung von Tatsachen und der Erwerb von Fachwissen nur ein Baustein von Beratung und Schulung darstellen.

Es muss stets Zeit und Aufmerksamkeit für die Reflektion von Gefühlen, subjektiver Krankheitstheorien und das persönliche Erleben und Befinden bereitgestellt werden. Beratung und Schulung sind methodisch so zu konzipieren, dass Fragen gestellt werden können. Bei Gruppenschulungen muss ein Austausch in Kleingruppen angeleitet werden und praktische Übungen sind gemeinsam durchzuführen und auszuwerten.[83]

Beratung und Schulung von Angehörigen

Mit dem Einverständnis der Betroffenen sind deren Angehörige in die Beratungs- und Schulungsangebote einzubinden, wenn dies aus therapeutischen Gründen nicht kontraindiziert ist und die Versorgungssituation dies zulässt. Bekanntermaßen wirken sich chronische Schmerzen systemisch auf das primäre soziale Netz aus. Insbesondere bei Kindern und Jugendlichen sowie kognitiv beeinträchtigten Menschen ist eine Einbeziehung der nahen Angehörigen erforderlich.

Angehörige benötigen aufgrund ihrer Doppelrolle als Mitbetroffener und Unterstützter sowohl verständnisvolle Beratung und Schulung als auch die Vermittlung von Strategien zur Selbstsorge. Sie benötigen Beratung, Anleitung, wie sie ihre an Schmerzen erkrankten Angehörigen unterstützen

[83] Vgl. DNQP 2020, S. 49

können. Dies schließt den Umgang mit Konflikten in der Familie und der Partnerschaft mit ein. Übernehmen Angehörige im Schmerzmanagement eine größere Rolle, muss deren Überforderung und Überbelastung durch Unterstützung vorgebeugt werden. Dies gilt vor allem auch für Eltern mit chronisch-Schmerzkranken Kindern und Jugendlichen.[84]

Wissen – Emotionen – Handlung

Schulung, Beratung und Stärkung des Selbstmanagements im Kontext von chronischen Schmerzen beinhaltet stets Fachwissen, emotionale Bewältigungsstrategien und konkrete Handlungsweisen.

Nachkommende Aspekte sollten Bestandteil der pflegerischen Information, Schulung und Beratung sein.

- Ziele, Optionen und Grenzen des Selbstmanagements,
- Selbstwahrnehmung und Selbsteinschätzung von Schmerz durch Skalen, Schmerz-, Aktivitäts-, bzw. Stimmungstagebuch,
- Schmerzverständnis: Entstehung und Verarbeitung von chronischem Schmerz, subjektive Krankheitstheorien und eigene Evaluation des Schmerzes, Wichtigkeit von Begleiterkrankungen,
- Schmerzauslösende bzw. verstärkende Faktoren erkennen und vermeiden,
- Kommunikation verbessern: Beschreibung des Schmerzes, neuer Schmerzquellen, der Nebenwirkungen, weitere Veränderungen,
- Verstehen des Schmerzmanagements inklusive der medikamentösen Schmerztherapie: Therapieplan, Medikamenteneinnahmezeiten, Selbstmedikation und ihre Gefahren sowie Schmerzvorbeugung z. B. bei Kopfschmerz oder bei Durchbruchschmerz,
- Aufklärung über Mythen und Irrtümer betreffend der Opioidtherapie
- Sichere Lagerung von Medikamenten (z. B. im Haushalt)
- Reduzierung von Folgen chronischer Schmerzen (z. B. Schlafstörungen, Angst, Depression)
- Einbeziehung und Reduktion von Nebenwirkungen der Schmerztherapie
- Kenntnis und Motivation zur Nutzung nichtmedikamentöser Maßnahmen (z. B. Wärme/Kälte, körperliche Aktivität, Entspannung),

[84] Ebd.

- Erörterung nicht-medikamentöser Therapieformen,
- Selbstmanagement: Entwicklung von individuellen Strategien zum Umgang mit dem Schmerz, Grenzen erkennen, Kraftquellen/Ressourcen nutzen, Lebensbedingungen/Alltag anpassen, Alltagsgestaltung mit Schmerzen, Gefühl der Selbstwirksamkeit und Kontrolle über das Schmerzgeschehen
- Förderung der Teilhabe und Vermeidung von Vereinsamung und weiterer Chronifizierung,
- Einsatz/Nutzen von z. B. Hilfsmitteln, Wohnraumanpassung,
- Sozialrechtliche und finanzielle Beratung (z. B. Berufstätigkeit, Rehabilitation, Berentung, Schwerbehinderung),
- Ermutigung zur Nutzung von ergänzenden Unterstützungsmöglichkeiten (z. B. Patientenselbsthilfe- und Angehörigengruppen, Beratungsstellen, Besuchsdienste spezielle ambulante Palliativversorgung, Sportgruppen).[85]

In der Beratung und Schulung geht es nicht nur um die Vermittlung der gerade dargestellten fachlich-inhaltlichen Aspekte. Diese sind stets mit den subjektiven Deutungen, der emotionalen Bewertung, den individuellen Erfahrungen und der Motivation der Betroffenen zu verbinden, damit sich eine gesundheitsförderliche Verhaltensanpassung entwickeln kann.[86]

Abstimmung aller Berufsgruppen

Edukative Interventionen sind stets mit allen beteiligten Berufsgruppen abzustimmen. Im Fokus der pflegerischen Information, Beratung und Schulung steht Unterstützung des Menschen mit Schmerzen und seiner Angehörigen bei der Entwicklung, Integration von Strategien des Schmerzmanagements in das Alltagsleben. Falls Psychologen in der Therapie miteingebunden sind, übernehmen sie oft edukative Angebote, wie z. B. Psychoedukationsgruppen oder individuelle kognitive Verhaltenstherapien. Hier lernen die Betroffenen ihren Schmerz umzudeuten (Reframing) und ihre Gedanken zu kontrollieren. Physiotherapeuten übernehmen das Bewegungstraining zur Aktivierung und spezifische Angebote wie Rückenschule

[85] Vgl. DNQP 2020, S. 49f
[86] Vgl. DNQP 2020, S. 50

aber ebenso Entspannungstechniken (z. B. progressive Muskelentspannung, autogenes Training). Sozialrechtliche Beratung erfolgt durch Sozialarbeiter. Seelsorgerische Begleitung und Beratung wird in vielen Einrichtungen angeboten.

Die kommunikativen Elemente sollten in einem interprofessionell abgestimmten Konzept dargestellt sein, in dem auch die edukativen Aufgaben der Pflege festgelegt sind. Pflegefachkräfte und pflegerische Schmerzexperten übernehmen in einigen Versorgungssettings eine definierte co-therapeutische Rolle.[87]

Einbeziehung von pflegerischen Schmerzexpert*innen bei speziellem Informations-, Schulungs-, und Beratungsbedarf

Im Kontext des Schmerzmanagements von akuten und chronischen Schmerzen kann die Einbeziehung von pflegerischen Schmerzexperten notwendig sein. Sie verfügen über spezielle klinische Fachkompetenzen und kollegiale Beratungskompetenzen.

Spezifische Beratungskompetenz kann bei speziellen Schmerzerkrankungen wie z. B. Kopfschmerzen, somatische Schmerzstörungen, neuropathische Schmerzen notwendig sein. Ebenso können spezielle Therapieformen eine spezifische Beratung, Anleitung und Schulung erforderlich machen.

Gleichfalls können Besonderheiten der Menschen mit Schmerzen der Grund für die Hinzuziehung pflegerischer Schmerzexperten oder anderer beteiligte Berufsgruppen (z. B. Psychologen) sein.

Ferner können Begleiterkrankungen wie z. B. Depression, Angst, Sucht, Medikamentenmissbrauch, posttraumatische Belastungsstörungen, familiäre, berufliche und schulische Belastungen oder komplexere Probleme ein angemessenes Selbstmanagement bzw. die Umsetzung des Behandlungsplans beeinflussen. Zu nennen sind z. B. Bedenken oder Suchtängste der Betroffenen oder ihrer Angehörigen gegenüber Schmerzmitteln. Diese können zu Abweichungen in der Medikamenteneinnahme führen. Dies be-

[87] Vgl. DNQP 2020, S. 51

trifft im akutklinischen Bereich auch die Gewährleistung des pflegerischen Schmerzmanagements z. B. die patientenkontrollierte Schmerzlinderung für die Beratung und Anleitung der Angehörigen von Menschen mit kognitiven Beeinträchtigungen sowie spezifischer Anleitungs- und Beratungsbedarf von Kindern und Jugendlichen mit chronischen Schmerzen inklusiver ihrer Eltern.[88]

Fazit **Unterstützung des Selbstmanagements**

Der Mensch mit Schmerzen, ggf. seine Angehörigen sind individuell über die Schmerzsituation informiert, geschult und beraten. Das schmerzbezogene Selbstmanagement ist unterstützt und gefördert.

Die aktive Teilhabe des Menschen mit Schmerzen am Schmerzmanagement beeinflusst positiv dessen Schmerzerleben und Lebensqualität. Durch die Stärkung der Selbstmanagementkompetenz haben die Betroffenen mehr Selbstkontrolle über das schmerzbezogenen Krankheitsgeschehen. Dadurch wissen sie, wo sie sich Hilfe holen können. Mittels zielgerichteter Information, Beratung und Schulung der Betroffenen und deren Angehörigen werden sie dazu befähigt aktiv am Prozess des Schmerzmanagements teilzunehmen. Ebenso können sie Strategien entwickeln, um diese in ihren Lebensalltag zu integrieren.[89]

3.4 Vierte Ebene: Umsetzung der Schmerzbehandlung

In der vierten Ebene des Expertenstandards wird erwartet, dass die Schmerzbehandlung professionell umgesetzt wird. Die Pflegefachkräfte müssen hierzu über spezifische Fachkompetenzen verfügen. Dies beinhaltet nachfolgende Aspekte:

[88] Ebd.
[89] Ebd.

- die Kompetenz zur Umsetzung einer zielgruppenspezifischen medikamentösen Schmerzbehandlung nach ärztlicher Anordnung und den Umgang mit schmerzmittelbedingten Nebenwirkungen, deren Prophylaxe und Therapiemöglichkeiten,
- die Kompetenz zum Einsatz zielgruppenspezifischer nicht-medikamentöser Maßnahmen zur Schmerzvermeidung und zur Schmerzlinderung,
- die Koordination der Maßnahmen innerhalb des interprofessionellen Teams
- die Sicherstellung der Durchführung der medikamentösen Maßnahmen (nach ärztlicher Anordnung),
- die Erfassung und Dokumentation von schmerzmittelbedingten Nebenwirkungen sowie deren Prophylaxe und Behandlung in Absprache mit dem Betroffenen, ggf. den Angehörigen und dem behandelnden Arzt,
- den Einsatz von nicht-medikamentösen Maßnahmen in Absprache mit dem Betroffenen und ggf. den Angehörigen, sowie die Vermeidung von schmerzauslösenden Situationen bei pflegerischen Handlungen.[90]

Auch in dieser Ebene des Expertenstandards greifen die unter Punkt 3.2 vorgestellten Leitfragen der QPR Tagespflege und QPR vollstationäre Pflege in Bezug auf Umsetzung der medikamentösen Schmerzbehandlung, dem Umgang mit schmerzmittelbedingten Nebenwirkungen sowie der Abstimmung im interprofessionellen Team.

Fachwissen zur zielgruppenspezifischen medikamentösen Schmerzbehandlung

Was wird von der Pflegefachkraft erwartet?

- Aktuelles Wissen zu Schmerzmedikamenten, deren Wirkprofil, Unverträglichkeit, Kontraindikation sowie Wechsel- und Nebenwirkungen,
- Aktualisierung des Wissens durch regelmäßige Fortbildungen, Kenntnis der Fachliteratur,
- Erkennen von unerwünschten schmerzmittelbedingten Wirkungen, wie z. B. Atemdepression, Müdigkeit, kognitive Beeinträchtigungen, Schwindel sowie Einleitung von Maßnahmen unter Einbeziehung des behandelnden Arztes,

[90] Vgl. DNQP 2020, S. 54f

- Fachwissen darüber wie Analgetika und Co-Analgetika zielgruppenspezifisch und individuell anzuwenden sind, unter Beachtung von altersbedingten und situativen Besonderheiten,
- Fachwissen über die Schmerzprophylaxe bei Kindern,
- Fachwissen, um Medikamentenmissbrauch zu erkennen, sowie die Kompetenz das weitere Vorgehen mit den beteiligten Berufsgruppen abzustimmen.[91]

Was wird von der Pflegefachkraft erwartet?

- Fachwissen zur Anwendung zielgruppenspezifischer nicht-medikamentöser Maßnahmen zur Schmerzvermeidung
- Fachwissen zum Einsatz nicht-medikamentöser Maßnahmen zur Schmerzlinderung und- vermeidung,
- Kenntnisse, darüber das je nach Schmerzart neben der Schmerzbehandlung mit Medikamenten zusätzlich nicht-medikamentöse Interventionen bei Akutschmerzen oder ggf. auch alleinig bei chronischen Schmerzen zum Einsatz kommen können,
- Wissen darüber das Schmerzen durch bio-psycho-soziale Faktoren und kulturelle Besonderheiten beeinflusst werden und sich auf das Schmerzerleben auswirken,
- Bewusstsein, darüber das pflegerische Handlungen schmerzauslösend sein können und diese entgegenwirken,
- Wissen über die Wirkungsweisen und Kontraindikationen von primär kutanen Maßnahmen wie z. B. Wärme-, Kältebehandlung, Massagen transkutane elektrische Nervenstimulation und kognitiv wirksamer Methoden wie z. B. Imagination, Ablenkung, Entspannungstechniken sowie deren systematische Anwendung.*

* Vgl. DNQP 2020, S. 52

[91] Vgl. DNQP 2020, S. 52

Nicht-medikamentöse Maßnahmen stellen eine Ergänzung zu medikamentösen Maßnahmen zur Linderung der Schmerzen dar und können bei der Behandlung akuter und chronischer Schmerzen zum Einsatz kommen. Nachfolgend werden im Überblick nicht-medikamentöse Maßnahmen zur Schmerzlinderung bei Erwachsenen, Früh-/Neugeborenen, Kindern und Jugendlichen für Erwachsene dargestellt.

Nicht-medikamentöse Maßnahmen zur Schmerzlinderung bei Erwachsenen[92]:

- Bewegungsübungen, körperliche Aktivität, Mobilitätsförderung und Entspannung
- Aromapflege
- Anwendung von Massage
- Transkutane elektrische Nervenstimulation (TENS)
- Kälte- und Wärmeanwendungen
- Akupunktur
- Ablenkung
- Einsatz von Musik

Nicht-medikamentöse Maßnahmen zur Schmerzlinderung bei Früh-/ Neugeborenen, Kindern & Jugendlichen[93]

- Akute prozedurale Schmerzen
  - Orale Gabe von Glukose z. B. Früh- und Neugeborenen
  - Berührung (Känguru-Pflege) z. B. bei Säuglingen und Kindern
  - Psychologische Interventionen – Ablenkung
- Chronische Schmerzen
  - Psychologische Interventionen
    - z. B. Biofeedback als Zusatz zur Physiotherapie und einem Online-Training zu Selbstmanagement und Edukation
    - kognitive Verhaltenstherapie und Verhaltenstherapie
- Übungsbasierte Interventionen (Massagetherapie)

---

[92] Vgl. DNQP 2020, S. 122ff

[93] Vgl. DNQP 2020, S. 139ff

3.4.1 Koordination der medikamentösen Maßnahmen durch die Pflegefachkraft

Mit dem interprofessionellen Team gewährleistet die Pflegefachkraft, dass der mit dem Menschen mit Schmerzen vereinbarte erstellte Therapieplan umgesetzt wird. Zur zeitgerechten Schmerzprophylaxe sind stets Abstimmungen über den zeitlichen und organisatorischen Verlauf im Team erforderlich. Die pflegerische Schmerzexpertin/der pflegerische Schmerzexperte ist immer bei komplexen Versorgungssituationen einzubeziehen. Dies umfasst Akutschmerzsituationen (z. B. invasive Interventionen wie Operationen) und **Menschen mit chronischen Schmerzen** mit ein bei denen die stabile Schmerzsituation zu entgleiten droht oder instabil ist. Der/die **pflegerische Schmerzexpert*in** kann hier beratend unterstützen z. B. bei der Überprüfung der Wirksamkeit von Interventionen, den Beginn spezieller schmerzmindernder Verfahren oder edukative Aufgaben übernehmen.[94]

Bei tumor- und nichttumorbedingten Schmerzsyndromen ist die Schmerztherapie Aufgabe des gesamten interprofessionellen Teams. Bei **chronischen Schmerzen** hängt der Therapieerfolg von der Zusammenarbeit von Seelsorge, Psychologie, Sozialarbeit und weiteren Therapiebereichen (z. B. Kunst- und Musiktherapie). Zur Abstimmung des interprofessionellen Schmerzmanagements sind **gemeinsame Teambesprechungen und Fallkonferenzen** empfehlenswert.

Für Menschen mit chronischen Schmerzen, bei denen keine stabile Schmerzsituation erzielt werden kann, stellt die interdisziplinäre multimodale Schmerztherapie eine weitere Behandlungsmöglichkeit dar. **Charakteristisch für multimodale Programme** sind,

- der gemeinsame Diagnose- und Therapieansatz verschiedener Berufsgruppen,
- das gemeinsam festgelegte Therapieziel,
- die gemeinsame Behandlung des Betroffenen.

Die Pflegefachkraft mit entsprechender schmerztherapeutischer Expertise ist oft als Co-Therapeutin im multimodalen Konzept eingegliedert.

---

[94] Vgl. DNQP 2020, S. 53

Ziele des multimodalen Konzeptes sind, die Fokussierung des Therapieschwerpunktes von der symptomatischen Schmerzbehandlung zur Behandlung des Schmerzes als eigenständige Erkrankung, mit begleitenden Beeinträchtigungen physischer, psychischer und sozialer Funktionen. Multimodale Therapieprogramme werden in Schmerzklinken, Schmerzzentren tagesklinisch oder stationär für Erwachsene sowie für Kinder und Jugendliche in spezialisierten Einrichtungen angeboten.

Die Pflegefachkraft sorgt bei der **Verlegung oder der Entlassung** des Menschen mit Schmerzen mit einer stabilen Schmerzsituation, dass der notwendige Behandlungsplan des Schmerzmanagements im Rahmen des Entlassungsmanagements weitergegeben wird. Versorgungsbrüche sind stets zu vermeiden.[95]

3.4.2 Sicherstellung der Durchführung medikamentöser Maßnahmen durch die Pflegefachkraft

Bei **akuten Schmerzen** ist die unverzügliche Schmerzreduktion auf ein annehmbares Schmerzmaß erforderlich. Diese akute Schmerzsituation ist als instabil anzusehen und bedarf medikamentöser Maßnahmen nach ärztlicher Anordnung, bis eine Stabilität erreicht wird. Auf Basis der aktuellen Literaturlage wird **kein Cut-Off-Wert** empfohlen, ab dem eine medikamentöse Maßnahme durchgeführt werden soll. Maßgeblich für die Beurteilung einer annehmbaren Schmerzsituation ist stets das individuelle Schmerzmaß des Menschen mit Schmerzen. Diese kann ebenso im Sinn einer durch die medikamentöse Therapie zu erreichende, individuell mit dem Betroffenen eine bestimmte maximale Schmerzstärke ausgedrückt werden. Die individuelle maximale Schmerzstärke des Betroffenen kann als Orientierungswert für die Verordnung und Gabe einer analgetischen Bedarfsmedikation genutzt werden. Zur Schmerzbehandlung z. B. in Notfallsituationen, in prä-, peri- bzw. postoperativen Situationen ist ein abgestimmtes Vorgehen auf Basis einer Verfahrensregelung notwendig.[96]

---

[95] Vgl. DNQP 2020, S. 54
[96] Ebd.

Info

Die Pflegefachkraft gewährleistet bei akuten und chronischen Schmerzen die Medikamenteneinnahme nach einem abgestimmten Therapieplan (mit festgelegtem Zeitregime) sicher. Die Betroffenen sollten im Sinne des Selbstmanagements die Einnahme der Medikamente selbstständig umsetzen. Unterstützung bei der Medikamenteninnahme erhalten z. B. kognitivbeeinträchtigte Menschen, Kinder.

Angeordnete nichtretardierte Bedarfsmedikation sollten unter Einbeziehung des Wirkungseintritts vor möglichen/geplanten Maßnahmen gegeben werden. Konkret sind Maßnahmen wie z. B. Mobilisation, Positionierung, Körperpflege oder Wundversorgung vorausschauend zu planen, sodass die Medikation zur Schmerzprophylaxe zeitgerecht zum Einsatz kommt. Dieses Vorgehen ist z. B. ebenso bei physiotherapeutischen Maßnahmen, sonstigen denkbar oder tatsächlich schmerzhaften Behandlungen oder Interventionen anzuwenden. Nicht zu vergessen sind Anwendung von nicht-medikamentösen Maßnahmen. Hier sind persönliche Vorlieben und Erfahrungen der Menschen mit Schmerzen einzubeziehen.[97]

Nebenwirkungsmanagement Aufgabe der Pflegefachkraft

Dazu gehören, die Erfassung und Dokumentation von schmerzmittelbedingten Nebenwirkungen. Ziel ist es, Nebenwirkungen schnell zuerkennen, Maßnahmen sofort einzuleiten und alles zu dokumentieren. Neben der bestmöglichen Schmerzkontrolle können bestehende Nebenwirkungen wie z. B. Übelkeit, Erbrechen frühzeitig erkannt und dokumentiert werden. In Absprache mit dem behandelnden Arzt sind Maßnahmen einzuleiten wie z. B. die Verabreichung von Antiemetika[98]. Die unverzügliche Einleitung von Maßnahmen kann im Kontext der Prophylaxe Nebenwirkungen minimieren oder vermeiden. Zu beachten ist, dass Beginn einer Opioid-Therapie

[97] Ebd.

[98] Antemetika sind Medikament, welche das Erbrechen verhindern

typische Nebenwirkungen auftreten können. Die frühzeitige Erkennung und Verhinderung von Nebenwirkungen ist wichtig für die Akzeptanz der Schmerztherapie durch den Betroffenen.[99]

Anwendung von nicht-medikamentösen Maßnahmen & Vermeidung von schmerzauslösenden Situationen bei pflegerischen Maßnahmen

Die Entscheidung zum Einsatz von nicht-medikamentösen Maßnahmen ist abhängig von,

- der gesundheitlichen Situation des Betroffenen,
- der Art der Erkrankung,
- den Vorlieben und Erfahrungen des Betroffenen, ggf. der Angehörigen.[100]

Der Einbezug der Menschen mit Schmerzen und ggf. der Angehörigen ist wichtig für die Akzeptanz der nicht-medikamentösen Maßnahmen. Die Einschätzung, ob die Intervention wirksam ist oder nicht, hängt von dem Betroffenen[101] ab und ist dann im interprofessionellen Team zu kommunizieren. Die Pflegefachkraft informiert Menschen mit akuten und chronischen Schmerzen über die Vielfalt an möglichen Angeboten zu nicht-medikamentösen Maßnahmen. Gemeinsam mit den Betroffenen werden die akzeptierten Maßnahmen ausgewählt und ggf. durch eine andere Berufsgruppe angewendet. Der Einbezug der Betroffenen in der Auswahl der nicht-medikamentösen Maßnahmen stärkt die Autonomie und das Selbstmanagement des Menschen mit Schmerzen. Die Pflegefachkraft leitet den Betroffenen und die Angehörigen zur eigenständigen Durchführung der Maßnahmen an. Sie informiert ebenso über Risikofaktoren und Kontraindikationen von Maßnahmen.

Bei **Kindern empfohlene Methoden der nicht-medikamentösen Schmerzprävention und -therapie** unterscheiden sich in der Neonatologie von denen in anderen Gebieten in der Kinderheilkunde. Zu beachten sind deren Anwendbarkeit, Indikation und Kontraindikation. Zum Beispiel ist die orale

---

[99] Vgl. DNQP 2020, S. 55
[100] Ebd.
[101] Maßnahmen sind erfolgreich, wenn der Betroffene diese als nützlich empfindet (Vgl. DNQP 2020, S. 55)

Applikation von Glucose in der Neonatologie angezeigt, aber in der pädiatrischen Versorgung in der Literatur als Kontraindikation benannt.[102]

Schmerzauslösende Faktoren (auch persönliche) sind in der präventiven und therapeutischen Behandlung zu erkennen und zu verhindern. Nicht zu vermeidende scherzauslösende Maßnahmen (z. B. Mobilisation im Kontext der Körperpflege oder Nahrungsaufnahme) sind vorbeugend zu behandeln. Die nicht-medikamentösen Maßnahmen können dabei auch vorbeugend zum Einsatz kommen, um die Entwicklung von Schmerzsituation zu verhindern bzw. zu lindern.[103]

Ergebnisse der vierten Ebene des Expertenstandards im Überblick

Dies beinhaltet die Koordination der Maßnahmen im interprofessionellen Team, die Gewährleistung der Durchführung der medikamentösen Maßnahmen sowie die Dokumentation der durchgeführten Maßnahmen. Die Dokumentation ist für alle an der Therapie beteiligten Berufsgruppen nachvollziehbar und einsehbar und ist Grundlage für die Evaluation. Zudem sind schmerzmittelbedingte Nebenwirkungen in der Dokumentation abgebildet und sind Ausgangspunkt für die erfolgreiche individuelle Therapie von Nebenwirkungen.

Des Weiteren geht es um die positive Beeinflussung der Schmerzsituation und des Selbstmanagements durch die nicht-medikamentösen Maßnahmen. Diese sind ebenfalls zu dokumentieren, so dass sie für alle an der Versorgung beteiligten Berufsgruppen einsehbar ist. Zur Verlaufskontrolle und Evaluation der Interventionen sind die Effekte der nicht-medikamentösen Interventionen auf Basis der Einschätzung der Betroffenen zu bewerten und zu dokumentieren. Es geht darum festzuhalten inwieweit sich die nicht-medikamentösen Interventionen positiv auf die Lebensqualität und die Funktionsfähigkeit der Menschen mit Schmerzen ausgewirkt haben.[104]

---

[102] Ebd.
[103] Vgl. DNQP 2020, S. 56
[104] Ebd.

3.5 Fünfte Ebene: Evaluation

In der fünften Ebene des Expertenstandards stehen Verlaufskontrolle und Wirksamkeitsprüfung aller pflegerischen Maßnahmen im Vordergrund. Die pflegerischen Maßnahmen sollen zur Stabilisierung der Schmerzsituation und zur Erzielung der individuellen Behandlungsziele des Menschen mit Schmerzen beitragen. Kommt es zu einer Destabilisierung der Schmerzsituation wird eine Anpassung des Therapieplans in Absprache mit den Betroffenen und dem interprofessionellen Team erwartet.

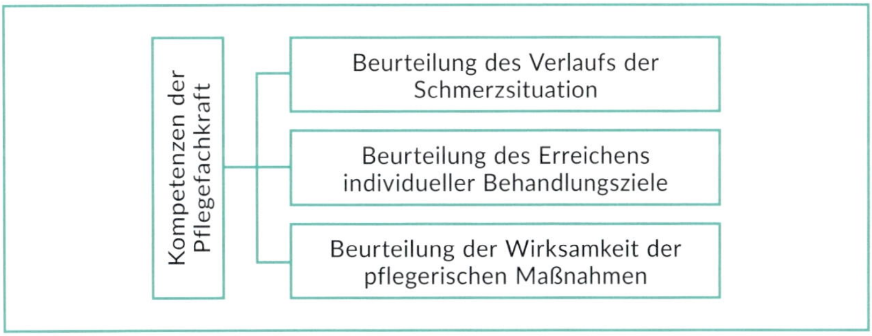

Abb. 7: Kompetenzen der Pflegefachkraft im Überblick.

Von der Pflegefachkraft werden umfassende Kompetenzen im Kontext der Beurteilung der Schmerzsituation, der erreichten Behandlungsziele und der Wirksamkeit von pflegerischen Maßnahmen erwartet. Zusammenarbeit, Kommunikation, Gesprächsführung und Interaktion mit den Menschen mit Schmerzen sind dabei zentrales Element für den Erfolg der Schmerztherapie. Zudem benötigt die Pflegefachkraft die Kompetenz zielgruppenspezifisch zu vermitteln und sie muss fähig sein ihre Einstellungen kontinuierlich zu reflektieren. Letztendlich geht es darum den Menschen mit Schmerzen, ggf. deren Angehörigen über das Schmerzgeschehen, dem Schmerzassessment, den Optionen der Schmerzbewältigung und den ausgearbeiteten Schmerzmanagement zu informieren.

Info

Informationsquellen zur Beurteilung des Verlaufs der Schmerzsituation, der erzielten Behandlungsziele, der Wirksamkeit der pflegerischen Maßnahmen:

- das Gespräch mit dem Menschen mit Schmerzen, ggf. mit seinen Angehörigen,
- die interprofessionelle, schmerzbezogene Dokumentation (inklusive der Schmerzprotokolle und der (Fremd-)Einschätzungsinstrumente zu Schmerzen),
- die Kontrolle bzw. vergleichende Erhebung schmerzbezogener Aspekte, die zu Beginn im Screening oder Assessment erhoben wurden, falls entsprechende Informationen nicht aus der Verlaufsdokumentation zu ersehen sind,
- Feedback aus dem interprofessionellen Behandlungsteam.*

* vgl. DNQP 2020, S. 57.

3.5.1 Akutschmerzsituation

Wenn sich die Akutschmerzsituation stabilisiert hat, ist das Ziel der pflegerischen Maßnahmen diese Stabilität auf ein annehmbares Schmerzmaß zu halten, die Schmerzen zu beseitigen, um eine Chronifizierung zu verhindern. Die Frequenz der Evaluation ist in Absprache mit den Menschen mit Schmerzen und ggf. mit den an der Versorgung beteiligten Berufsgruppen zu planen und zu dokumentieren.

3.5.2 Instabile chronische Schmerzsituation

Hier ist das Ziel, kurzfristig und zeitnah zu überprüfen, ob Anpassungen in der Behandlung zur Verbesserung und Stabilisierung der Situation beisteuern, kann. In solchen Fällen empfiehlt es sich pflegerische Schmerzexperten/-innen einzubeziehen und die behandelnden Ärzte/-innen zu informieren.

Unter Einbeziehung der Betroffenen sowie ggf. in Abstimmung mit dem interprofessionellen Team vereinbaren die Pflegefachkraft und der pflegerische Schmerzexperte wiederkehrende Gespräche zur Schmerzsituation. Hierbei sind Absprachen in der schmerzbezogenen Dokumentation zu dokumentieren. Die Frequenz des Dialogs zwischen Pflegefachkraft und pflegerischen Schmerzexperten wird terminlich festgehalten und ist für alle an der Versorgung beteiligten Berufsgruppen einsehbar.

Gelingt die Überführung einer instabilen Schmerzsituation in eine stabile Schmerzsituation, kann die Frequenz der Wirksamkeitsprüfung angepasst werden. Gelingt es bei chronischen Schmerzen Stabilität zu erzielen, soll diese Situation aufrechterhalten werden. In diesem Kontext werden regelmäßige Gespräche zur Schmerzsituation und -bewältigung mit dem Menschen mit Schmerzen empfohlen, um Destabilisierungen der Schmerzsituation frühzeitig zu erkenn. [105]

Regelmäßige und anlassbezogene Beurteilung der Wirksamkeit pflegerischer Maßnahmen und des Therapieerfolgs

Stetige Aufgabe der Pflegefachkraft sind die Beurteilung, der Wirksamkeit pflegerischer Interventionen sowie die Erreichung der Behandlungsziele. Die Frequenz der Beurteilung ist abhängig von der Stabilität der Schmerzsituation, den verwendeten Analgesieverfahren, dem individuellen Bedarf und der Situation des Betroffenen. Die Ausführung der Evaluation wird ebenso vom Versorgungssetting beeinflusst, wie z. B. geringe Verweildauer im Akutkrankenhaus oder geringe Kontaktzeit oder -häufigkeit in der ambulanten Versorgung.[106]

---

[105] Vgl. DNQP 2020, S. 57f
[106] Vgl. DNQP 2020, S. 58

3.5.3 Stabile Schmerzsituation bei akuten oder chronischen Schmerzen und gleicher Therapie

Hier dient die Wirksamkeitsprüfung der Beurteilung, ob die Situation weiterhin stabil ist, wie Stabilität beibehalten werden kann und inwiefern vereinbarte Hauptziele des Schmerzmanagements erreicht wurden. Die Frequenz der Evaluation wird zusammen mit dem Betroffenen geplant. Die Absprache wird in der schmerzbezogenen Dokumentation hinterlegt und ist für das interprofessionelle Team einsehbar. Zudem richtet sich die Frequenz der Evaluation am Pflegeprozess, um Destabilisierungen frühzeitig erkennen zu können.

In Akutbereichen mit schnell wechselnden Einflussfaktoren, aber auch in palliativen Situationen mit sich rasch verändernden Symptomkomplexen kann eine häufigere Überprüfung der Wirksamkeit und der Zielerreichung notwendig werden. Der Übergang zur anlassbezogenen Überprüfung der Wirksamkeit kann übergangslos sein.

3.5.4 Instabile Schmerzsituation bei akuten oder chronischen Schmerzen

Hier dient die Wirksamkeitsprüfung der Evaluation der angewendeten Maßnahmen der Kontrolle, ob Veränderungen in der Behandlung zur Verbesserung und Stabilisierung der Situation beigesteuert haben. Die Frequenz der Evaluation bestimmen die Pflegefachkraft und der pflegerische Schmerzexperte/die pflegerische Schmerzexpertin stets unter Einbeziehung der Situation des Betroffenen und in Abstimmung mit ihm sowie ggf. mit dem interprofessionellen Team. Die Absprache wird in der schmerzbezogenen Dokumentation dokumentiert und ist interprofessionell zugänglich.

Die Frequenz des Dialogs zwischen Pflegefachkraft und pflegerischen Schmerzexperten wird terminlich festgehalten. und ist für alle an der Versorgung beteiligten Berufsgruppen einsehbar. Gelingt die Überführung einer instabilen Schmerzsituation in eine stabile Schmerzsituation, kann die Frequenz der Wirksamkeitsprüfung herabgesetzt werden.

Anlassbezogene Überprüfung der Wirksamkeit und der Zielerreichung
Ziel der anlassbezogenen Überprüfung der Wirksamkeit und der Zielerreichung ist es, Destabilisierungen der Schmerzsituation bei akuten und chronischen Schmerzen und entsprechende Einflussfaktoren rechtzeitig zu erkennen, damit ggf. eine Anpassung des Schmerzmanagements erfolgt.

Wann erfolgt eine anlassbezogene Wirksamkeitsüberprüfung der Maßnahmen?

Gründe für eine anlassbezogene Wirksamkeitsprüfung:

- die Kommunikation von Veränderungen der Schmerzsituation z. B. verbal, nonverbal oder durch Angehörige
- bei Veränderungen der Behandlung, besonders bei der Reduzierung der medikamentösen Schmerztherapie z. B. Senkung Dosis der Medikation,
- bei auffallend mehrfacher Einforderung bzw. Applikationsnotwendigkeit kurzzeitiger Maßnahmen zur Schmerzlinderung, wie z. B. Bedarfsmedikation oder nicht-medikamentöse Maßnahmen.

Welche Situationen sollten bezogen auf chronische Schmerzen insbesondere berücksichtigt werden?

Dies sind nachfolgende Situationen:

- bei Fortschreiten einer schmerzverursachenden Erkrankung, wie z. B. Tumore, auch falls dieser noch nicht durch deutlich zusätzliche Schmerzen auffällt,
- bei nicht wiederkehrenden oder kurzfristigen gesundheitlichen Eingriffen, wie z. B. Operationen und größere diagnostische Verfahren oder Übergängen in der Versorgung,
- bei Veränderungen der langfristigen Lebenssituation des Menschen mit Schmerzen, wie z. B. der Umzug in eine Pflegeeinrichtung, Hospiz oder der Wechsel der Hauptbezugsperson (z. B. bei Tod).*

* vgl. DNQP 2020, S. 59

Anlassbezogene Evaluation – wiederholte Überprüfung der Wirksamkeit der Therapie

Hier ist es notwendig kurzfristig die Wirksamkeit der durchgeführten Behandlungsmaßnahmen nochmals zu überprüfen. Dies beinhaltet z. B. das Aufkommen von Nebenwirkungen, wenn Therapiemaßnahmen angepasst werden. Beispielsweise sollte bei der schrittweisen Dosisanpassung von Opioiden bis zur Erreichung einer stabilen Schmerzsituation bzw. abgeschlossene Dosisfindung täglich die Schmerzsituation inklusive der Nebenwirkungen (z. B. Obstipation) beurteilt werden. Dies gilt ebenso für den kurzfristigen Einsatz zur Schmerzlinderung eingesetzten nicht-medikamentösen Interventionen sowie der Bedarfsmedikation.

Wie oft die Frequenz der anlassbezogenen Wirksamkeitsprüfung gesteigert wird, muss ggf. im interprofessionellen Teamfestgelegt werden.[107]

Veränderungen der Schmerzsituation beurteilen können

In instabilen Schmerzsituationen spricht die Pflegefachkraft ggf. zusammen mit dem pflegerischen Schmerzexperten und dem interprofessionellen Team ab, welche Informationsquellen zur Wirksamkeitsüberprüfung genutzt werden. Die Evaluationsgespräche bei denen die Schmerzsituation, das Erreichen der Behandlungsziele des Menschen mit Schmerzen sollten systematisch überprüft und individuell gestaltet werden.[108]

Regelmäßige auszuwertende Gespräche mit dem Menschen mit Schmerzen

Diese Gespräche sind bedeutend für die Beständigkeit der therapeutischen Beziehung zwischen Pflegefachkraft und dem Betroffenen. Entscheidungen sollen partizipativ getroffen werden. Es geht darum, dass die Selbstbestimmung der Betroffenen ggf. der Angehörigen beachtet wird. Falls der Betroffene nicht ausreichend belastbar ist, entscheidet die Pflegefachkraft, inwieweit die Einbeziehung des Betroffenen sinnvoll erscheint bzw. zeitlich zu gestalten ist.

---

[107] Vgl. DNQP 2020, S. 59f

[108] Vgl. DNQP 2020, S. 59

Wenn Betroffene nicht auskunftsfähig sind, werden ggf. Angehörige in das Evaluationsgespräch miteinbezogen. Diese Gespräche können ebenso zur Beratung, Information und Anleitung des Betroffenen genutzt werden. Beispielsweise können durch eine motivierende Gesprächsführung die Betroffenen zur Aktivität angeregt werden, oder Komplikationen können im Vorfeld vorgebeugt werden.[109] 3

Gespräch zum Schmerzmanagement – Fragen stellen

- Wie sieht die aktuelle Schmerzsituation aus?
  - Schmerzsituation, Schmerzqualität, zeitlicher Verlauf, Lokalisation, bisherige Therapie und Zufriedenheit mit der Schmerzsituation
- Wie gestalten sich im Alltag momentan die Lebensqualität, die soziale Teilhabe, die Funktionsfähigkeit, sowie die psychische Belastbarkeit?
- Gibt es Beeinträchtigungen und Nebenwirkungen durch die Schmerztherapie?
- Wurde die individuelle Zielsetzung im Schmerzmanagement, die zusammen mit dem Betroffenen vereinbart wurde erreicht? Wenn nein, warum nicht?
- Worin bestehen die Ziele des Schmerzmanagement, die bis zur nachfolgenden Überprüfung erzielt werden sollen?
- Welche Veränderungen sollten im individuellen Therapieplan durchgeführt werden?
- Inwiefern konnte das Selbstmanagement des Betroffenen unterstützt und gefördert werden?
- Konnte individuelle Ziele im Kontext auf die Möglichkeiten der Erwerbstätigkeit und bei Kindern zum Schulbesuch umgesetzt werden?[110]

Ggf. abschließendes Evaluationsgespräch bei akuten und chronischen Schmerzen

Folgende Aspekte sollten zusammen mit dem Menschen mit Schmerzen und ggf. den Angehörigen besprochen und wenn notwendig angepasst werden. Dies sind:

---

[109] Vgl. DNQP 2020, S. 60
[110] Ebd.

- der individuelle Therapieplan,
- das Selbstmanagement des Betroffenen,
- kurzfristig wirksame Interventionen zur Schmerzlinderung, wie z. B. im Kontext der Bedarfsmedikation oder der nicht-medikamentösen Schmerztherapie.

Bei **chronischen Schmerzen** wird zudem empfohlen, folgende Aspekte einzubeziehen:

- Erfassung der aktuellen Lebensqualität bezogen auf die soziale Teilhabe, die Funktionsfähigkeit und die psychische Belastbarkeit/Stimmung,
- Erfassung des persönlichen Fortschritts bezogen auf die Ziele, die der Betroffene zusammen mit der Pflegefachkraft im Kontext des Schmerzmanagements abgesprochen hat,
- Vereinbarung neuer Ziele für den Betroffenen, die bis zur nächsten Überprüfung erzielt werden sollen,
- Überprüfung der »individuellen Interventionsgrenze« für kurzfristig zum Einsatz kommende schmerzlindernde Interventionen und mögliche beeinflussende Faktoren,
- Beurteilung der Stabilität einer Schmerzsituation; folgende Fragen sind evtl. nützlich:
  - Liegen Anzeichen für aktuelle oder zu erwartende Komplikation vor (z. B. einen aktuellen oder zu erwartenden, schmerzverursachende fortscheiten der Erkrankung)?
  - Liegen Veränderungen im Kontext von psychosozialen Faktoren (z. B. Tod eines nahen Angehörigen, Verlust des Arbeitsplatzes) vor?[111]

Info

Diese Aspekte sind als Orientierung,aber nicht als abschießende Auflistung bzw. Assessmentinstrument zu verstehen.

[111] Vgl. DNQP 2020, S. 60f

Beurteilung der Schmerzsituation bei nicht-auskunftsfähigen Personen
Hier erfolgt die **Beurteilung anhand der zu beobachtenden Verhaltensweisen** (z. B. schmerztypische Verhaltensweisen). Kommt es zur Ausführung von möglichen schmerzauslösenden Maßnahmen sollte die Pflegefachkraft zusätzlich Informationsquellen wie die Verlaufsdokumentationen und die Angehörigen miteinbeziehen. Diese Informationen gilt es systematisch auszuwerten. Bezugspunkt der Evaluation sind die eigens für den Menschen mit Schmerzen definierten Behandlungsziele. Diese orientieren sich stets an eine stabile Schmerzsituation und den mutmaßlichen oder konkret formulierten Willen des Betroffenen.[112]

Beurteilung der Schmerzsituation bei Kindern, kognitiv beeinträchtigten Personen bzw. Personen mit beeinträchtigtem Bewusstsein
Hier ist auf die spezifischen Bedürfnisse dieser Personengruppe einzugehen, wie z. B. dem Einsatz einer adäquaten Sprache, dem Einsatz von bedürfnisgerechten Methoden bzw. Hilfsmitteln. Angehörige sind in diesem Prozess einzubeziehen, weil besonders chronische Schmerzen sich auf das soziale System der betroffenen Menschen mit Schmerzen auswirken bzw. es beeinflussen können.[113]

Beurteilung der Wirksamkeit der pflegerischen Maßnahmen & Erreichung der Behandlungsziele
Bei der Bewertung der Wirksamkeit der Erreichung der Behandlungsziele in komplexen Versorgungssituationen wird ein pflegerischer Schmerzexperte einbezogen, falls die Pflegefachkraft diese Expertise nicht selbst aufweist.

Grundsätzlich dient die Beurteilung der Wirksamkeit der pflegerischen Maßnahmen und der Erreichung der individuellen Behandlungsziele der Evaluation des Schmerzmanagements in der Pflege. Es geht um, die Bewertung:

- die ein geleitenden Interventionen, die Wirkung und Nebenwirkungen von medikamentösen und nicht-medikamentösen Maßnahmen, der Ver-

[112] Vgl. DNQP 2020, S. 61
[113] Ebd.

hinderung von Schmerzauslösern sowie einer zielgruppenspezifischen Information, Anleitung und Beratung der Betroffenen,
- die individuell abgestimmten Behandlungsziele.

Dokumentation von Verlaufskontrolle, Wirkungsüberprüfung des Schmerzgeschehens

Geeignet sind hier entsprechende Formulare oder elektronische Eingabeoptionen, die stets allen am Schmerzmanagement beteiligten Personen zugänglich sind.[114]

Ergebnis

Im Ergebnis müssen eine Verlaufskontrolle sowie eine Wirksamkeitsprüfung vorliegen. Im optimalen Fall haben die pflegerischen Interventionen zur Stabilität der Schmerzen und zum Erreichen der Behandlungsziele des Menschen mit Schmerzen beigesteuert. Wenn eine Destabilisierung vorliegt, wurde eine Anpassung des Therapieplans vorgenommen.

Was wurde erreicht?
- die pflegerischen Interventionen haben sich positiv auf das Schmerzerleben, die Lebensqualität der Menschen mit Schmerzen ausgewirkt,
- die pflegerischen Interventionen haben bei Menschen mit akuten Schmerzen zur Beseitigung der Schmerzen bzw. zur Reduktion auf ein annehmbares Schmerzmaß geführt und somit einer Chronifizierung vorgebeugt,
- die Betroffenen haben so weit wie möglich, durch die Verbesserung der Selbstmanagementkompetenz an Eigenkontrolle über das schmerzbezogene Erkrankungsgeschehen erlangt,
- durch gezielte Information, Anleitung und Beratung vermögen die Betroffenen, ggf. ihre Angehörigen sich aktiv am Prozess des Schmerzmanagements zu beteiligen,
- die Ergebnisse der Verlaufskontrolle, der Evaluation sind in die Anpassung, der Koordination und der Durchführung des Schmerzmanagements integriert worden,
- die Ergebnisse wurden im interprofessionellen Team angesprochen.[115]

---

[114] Ebd.
[115] Vgl. DNQP 2020, S. 62

4 Die Pflegeplanung konkret

4.1 Das PESR-Format – kurz vorgestellt

Innerhalb der Pflegeplanung dokumentieren Sie Probleme, Ressourcen, Ziele und Maßnahmen für Ihre Patienten/Bewohner. Genau hier liegt das erste Problem vieler Pflegekräfte: Sie müssen immer wieder entscheiden, was Probleme sind (und was Ressourcen) und welche Maßnahmen zielführend sind.

Der MD Bund (vormals MDS) empfiehlt für diese Planungsaufgaben die PESR-Systematik, denn sie ist »bei der Formulierung von Pflegeproblemen hilfreich.«[116] Eine Einschränkung macht der MD Bund (vormals MDS) aber auch, denn die Anwendung der PESR-Systematik »ist abhängig vom Erfahrungshintergrund des professionell Pflegenden.«[117]

Einrichtungen, die die PESR-Systematik für alle Pflegekräfte einführen wollen, müssen also auch für eine gute Schulung sorgen. Doch die Arbeit lohnt sich. Mit der PESR-Systematik werden Dokumentationen vergleichbar, die Pflegekräfte können sich gegenseitig helfen und in Fallkonferenzen etc. wird unter den gleichen Begrifflichkeiten auch das Gleiche verstanden!

Das PESR-Format (▶ Tab. 24) setzt den Akzent auf die Ressourcen des Pflegebedürftigen und seine soziale Umgebung. So werden Probleme nicht zu stark in den Vordergrund gestellt. Pflegekräfte formulieren also weniger defizitorientiert.

---

[116] MDS e.V. (Hrsg.) (2005): Grundsatzstellungnahme Pflegeprozess und Dokumentation. Handlungsempfehlungen zur Professionalisierung und Qualitätssicherung in der Pflege. Essen, S. 15

[117] Ebd.

»Eine vollständige Problembeschreibung besteht aus den Elementen:

- *Was ist das Problem (P-Teil)?*
- *Was sind die Einflussfaktoren für dieses Problem (Ursache, Etiology), womit hängt es zusammen (E-Teil)?*
- *Wie zeigt/äußert sich das Problem (Symptom) konkret, Beobachtungen oder Aussagen des Pflegebedürftigen (S-Teil)?*
- *Welche Ressourcen sind beim Pflegebedürftigen und seiner sozialen Umgebung vorhanden (R-Teil)?«*[118]

Tab. 24: Das PESR-Format

P	Problem	Was hat der Pflegebedürftige?
E	Einflussfaktoren/Ursachen (Etiology)	Warum hat er es?
S	Symptome	Wie zeigt sich das Problem?
R	Ressourcen	Welche Fähigkeiten, Potenziale hat der Pflegebedürftige, mit denen er sein Problem lösen kann?

4.2 Das PESR-Format – So wenden Sie es an

4.2.1 Die Situation: Frau K. und die Arthrose

Frau K. 85 Jahre war früher Krankenschwester. Heute leidet sie unter schwerer Arthrose an beiden Kniegelenken und kann sich nur noch selten ohne Schmerzen fortbewegen. Früher war sie eine begeisterte Radfahrerin und Schwimmerin. Das Einzige, was ihr heute noch geblieben ist, sind kleine Spaziergänge. Manchmal kann sie nur kleine Strecken gehen, dann reicht ihre Kraft nur einmal rund um die Kirche. An »besseren« Tagen geht sie bis zum Friedhof, um das Grab ihres Mannes zu besuchen. Frau K. hat eine Tochter, die nur einige Straßen weiter wohnt. Die Tochter kommt täglich nach der Arbeit vorbei, um Frau K. bei Arbeiten in der Wohnung zu helfen. Frau K.'s Sohn lebt 50 km entfernt. Er kommt alle zwei Wochen, um im Garten zu helfen.

[118] MDS 2005, S. 21

Morgens hat Frau K. starke Anlaufschmerzen, ist gangunsicher und hat kaum Kraft in den Beinen. Bei starken Schmerzen ist sie wenig motiviert aufzustehen. Außerdem hat sie verstärkt Rückzugstendenzen, weil sie etwa während eines Konzert- oder Restaurantbesuchs nicht längere Zeit sitzen kann oder diese Dinge aufgrund der Schmerzen nicht mehr genießt.

Aufgrund ihres Alters und ihrer zunehmenden Ängste möchte Frau K. keinen Gelenkersatz. Sie erhält zwei Mal die Woche Krankengymnastik, um die Schmerzen zu lindern, Entzündungen zu bekämpfen, die Beweglichkeit zu erhalten und Behinderungen zu verhindern.

4.2.2 Frau K., die Arthrose und das PESR-Format

In der folgenden Tabelle sehen Sie nun, wie sich die Situation von Frau K. schematisch darstellen lässt (▶ Tab. 25).

Tab. 25: Die Situation im PESR-Format

P	**Problem**	• Schwere Arthrose an beiden Kniegelenken • Schmerzen • Rückzugstendenzen
E	**Einflussfaktoren/Ursachen (Etiology)**	• Morgendliche Anlaufschwierigkeiten aufgrund der Arthrose, Gangunsicherheit • Schmerzen
S	**Symptome**	• Starke Schmerzen beim Gehen • Gangunsicherheit • Rückzugstendenzen • Eingeschränkte Motivation
R	**Ressourcen**	• Kleine Spaziergänge sind möglich • Kann Schmerzen mitteilen • 2x die Woche Krankengymnastik

Um eine vollständige Problembeschreibung zu erhalten, müssen Sie nun die bisherigen vier Elemente des PESR-Formats erweitern: um die beiden Faktoren »Betroffene Lebensaktivitäten« und »Qualität/Quantität bei Problemen«, sodass Sie jetzt sechs Faktoren in Blick nehmen (▶ Tab. 26).

Tab. 26: Das erweiterte PESR-Format

	Betroffene Lebensaktivität Aussage über Zustände, die Pflege erfordern	Sich bewegen • Soziale Teilhabe eingeschränkt • Lebensqualität eingeschränkt
P	**Problem** Was zeigt sich?	• Anlaufschmerzen am Morgen oder nach längerer Ruhe • Starke Schmerzen aufgrund von Bewegungseinschränkungen durch Arthrose in beiden Kniegelenken • Wegen der Schmerzen mangelnde Motivation und • Rückzugstendenz
	Qualität/Quantität Wie viel zeigt sich? Wie zeigt sich das Problem?	• Steht selbstständig auf • Schmerzen in beiden Beinen/Kniegelenken • Rückzugstendenzen • Hilfe bei Haushalt und Garten nötig
E	**Ursachen, Zusammenhänge, Einfluss-/Risikofaktoren**	Schmerzen aufgrund der Arthrose in beiden Beinen/Kniegelenken
S	**Ausdruck (Symptome, Äußerungen, Beobachtungen)**	• Sozialer Rückzug • Mangelnde Motivation
R	**Ressourcen, Fähigkeiten**	• Macht täglich kleine Spaziergänge, kann sogar – wenn es ihr gut geht – größere Strecken zurücklegen • Kann sich mitteilen und Schmerzen äußern • Geht 2x die Woche zur Krankengymnastik

Mit dem PESR-Format gelingt es Ihnen, die Situation von Frau K. umfassend, aber kompakt zu beschreiben. In diesem Fall haben Sie sogar noch die Chance, gemeinsam mit Frau K. die Probleme herauszufinden und zu gewichten.

Bedenken Sie: »Eine Problembeschreibung ist eine Aussage über »Zustände«, die Pflege erfordern. Die Problembeschreibung sollte nach Möglichkeit gemeinsam mit dem Pflegebedürftigen oder seinen Bezugspersonen (mit Zustimmung des Pflegebedürftigen) vorgenommen werden.«[119]

[119] Charlier S. (2007): Soziale Gerontologie. Thieme, Stuttgart, S. 71

5 Die strukturierte Informationssammlung (SIS®)

Das Projekt zur Entbürokratisierung der Pflegedokumentation ist eine Erfolgsgeschichte: Rund 8 800 Pflegeheime und ambulante Pflegedienste haben sich bereits entschieden, auf das neue Modell umzusteigen. Das ist mehr als ein Drittel aller Einrichtungen. Im März 2016 entschied Staatssekretär Karl-Josef Laumann daher auch, das Projekt bis Ende Oktober 2017 fortzuführen.

Entstanden ist eine schlanke Pflegedokumentation, die den vielfältigen Anforderungen der unterschiedlichen Leistungsbereiche (ambulant, stationär, teilstationär) gerecht wird. Kern des Ganzen ist das Strukturmodell. »Das Strukturmodell und die (...) Strukturierte Informationssammlung (SIS®) bilden fachlich-inhaltlich eine Einheit. Das Konzept der SIS® ist der Einstieg in den vierphasigen Pflegeprozess ... Jeder Aspekt des Strukturmodells mit seinen vier Elementen ist im Entwicklungs- und Erprobungsprozess sorgfältig fachlich wie juristisch abgewogen worden.«[120]

5.1 Die Entbürokratisierung der Pflegedokumentation

Das Ziel der entbürokratisierten Pflegedokumentation ist es, den Dokumentationsaufwand in ambulanten und stationären Pflegeeinrichtungen deutlich zu reduzieren. Im Mittelpunkt stehen ein personenzentrierter Ansatz und das Vertrauen in die Fachkompetenz der Pflegenden. Die Doku-

[120] https://www.ein-step.de/haeufige-fragen/

mentation ist auf ihre wesentlichen Aspekte reduziert, sodass mehr Zeit für die eigentliche Pflege verbleibt. Basis ist die Orientierung an den Bedürfnissen und Wünschen der Pflegebedürftigen. Ihre Perspektive steht im Fokus.

Durch diese Art der Pflegedokumentation können sich Pflegende schneller über die Gesamtsituation des Pflegebedürftigen orientieren. Pflegerische Risiken und Phänomene sowie Veränderungen der Situation des Pflegebedürftigen werden frühzeitiger erkannt. AEDL und ATL gehören der Vergangenheit an. Im Rahmen des Pflegeprozesses wird ein Paradigmenwechsel weg von den AEDL und ATL eingeleitet. Man hat sich grundsätzlich vom schematischen Ankreuzverfahren bei der Maßnahmen- und Pflegeplanung getrennt. Außerdem werden pflege- und betreuungsrelevante biografische Daten integrativ und regelhaft, jedoch nicht auf einem extra Bogen erfasst.

5.2 Aufbau der SIS®

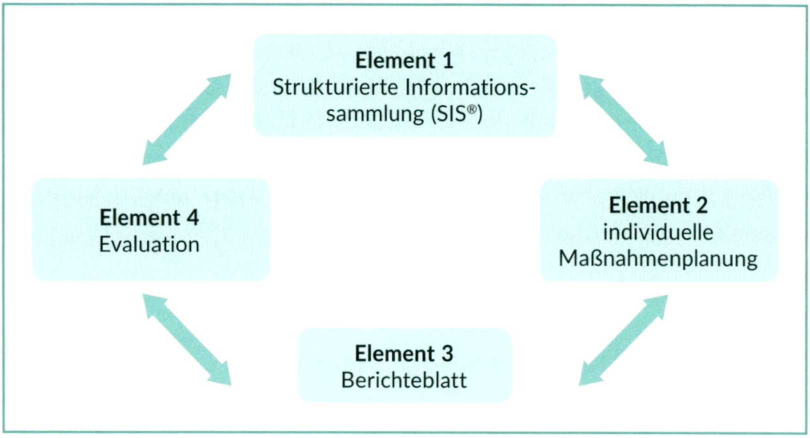

Abb. 8: Die vier Elemente des Strukturmodells.

Das Strukturmodell basiert auf vier Elementen in Anlehnung an den vierphasigen Pflegeprozess analog WHO. Die vier Elemente des Strukturmodells sind:

1. Einstieg in den Pflegeprozess mithilfe der SIS® (Sichtweise der pflegebedürftigen Person, 6 Themenfelder zur fachlichen Einschätzung durch die Pflegefachkraft inklusive der individuellen pflegesensitiven Risiken und Phänomenen in der Risikomatrix),
2. Maßnahmenplanung auf der Grundlage der Erkenntnisse aus der SIS (individuelle Pflege- und Betreuungsmaßnahmen),
3. Berichteblatt mit dem Fokus auf Abweichungen von regelmäßig wiederkehrenden Pflege- und Betreuungsabläufen sowie aktuelle Erkenntnisse,
4. Evaluation (mit Fokus auf Erkenntnissen aus SIS®, Maßnahmenplanung, Berichteblatt, Pflegevisite, Fallbesprechungen, ärztliche Anordnungen/Verordnungen, Evaluationsdaten im Kontext der Risikoeinschätzung.[121] [122]

5

5.2.1 Element 1 – Strukturierte Informationssammlung (SIS®)

Die SIS® ist der Einstieg in den Pflegeprozess und wird im Erstgespräch eingesetzt. Hier wird der Pflegebedürftige/sein Angehöriger dazu aufgefordert, ihre Lebens- und Pflegesituation, ihre Wünsche und Bedarfe an Hilfe und Unterstützung darzustellen. Die fachliche Einschätzung der Situation erfolgt anschließend durch die Pflegefachkraft. Als Basis nutzt sie dafür wissenschaftsbasierte Themenfelder (▸ Tab. 27).

[121] Bundesministerium für Gesundheit (2015). Handlungsanleitung (Version 1.1) zur praktischen Anwendung des Strukturmodells (ambulant/stationär) zur integrierten Strukturierten Informationssammlung (SIS) mit der Matrix zur Risikoeinschätzung der Maßnahmenplanung und der Evaluation sowie mit Hinweisen zum Handlungsbedarf auf der betrieblichen Ebene. Berlin, S. 8

[122] Vgl. Der Beauftragte der Bundesregierung für die Belange der Patientinnen und Patienten sowie Bevollmächtigter für Pflege (Hrsg.) 2017): Informations- und Schulungsunterlagen für Multiplikatoren/innen der Verbände und der Prüfinstanzen, Informations- und Schulungsunterlagen für Pflegeeinrichtungen und Multiplikatoren/innen zur Einführung des Strukturmodells in der ambulanten und stationären Langzeitpflege (Version 2.0). Berlin. https://www.ein-step.de/schulungsunterlagen/schulungsunterlagen/, S. 13ff

Tab. 27: Die sechs Themenfelder der SIS®

Themenfeld	ambulant/Tagespflege	stationär
1	Kognitive und kommunikative Fähigkeiten	
2	Mobilität und Beweglichkeit	
3	Krankheitsbezogene Anforderungen und Belastungen	
4	Selbstversorgung	
5	Leben in sozialen Beziehungen	
6	Haushaltsführung	Wohnen/Häuslichkeit

Themenfeld 1 – Kognitive und kommunikative Fähigkeiten

Leitgedanke

Hier geht es um die Beschreibung von kognitiven und kommunikativen Fähigkeiten und Beeinträchtigungen, herausfordernden Verhaltensweisen sowie psychischen Problemlagen.

Dazu zählen auch die Handlungs- und Gestaltungspielräume und die Interaktionen der pflegebedürftigen Person. Dies beinhaltet ebenso die Sichtweise, die Aussagen der pflegebedürftigen Person zu diesen Aspekten. Zu beachten ist, dass Beeinträchtigungen der kognitiven und kommunikativen Fähigkeiten sich oft auf weitere Lebensbereiche auswirken.

Leitfrage

Inwieweit kann die pflegebedürftige Person sich zeitlich, persönlich und örtlich orientieren? Kann sie interagieren, Risiken und Gefahren auch unter Beachtung von Aspekten des herausfordernden Verhaltens erkennen?[123]

[123] Vgl. Der Beauftragte der Bundesregierung 2017, S. 36

Themenfeld 2 – Mobilität und Beweglichkeit

Leitgedanke

Im Themenfeld 2 wird die Mobilität und Beweglichkeit der pflegebedürftigen Person beurteilt. Welche Möglichkeiten hat sie sich zu bewegen, am Alltagsgeschehen teilzunehmen, um Anregung zu erfahren, den Tag so zu gestalten wie man möchte? Zu beachten ist, dass Verluste in der Mobilität häufig mit der Abnahme der Selbständigkeit und einer zunehmenden Abhängigkeit von Anderen verbunden sind. Es ist, wichtig zu überlegen, wie kann die Mobilität und Aktivität gefördert werden?

Leitfrage

Inwieweit kann sich die pflegebedürftige Person frei und selbstständig innerhalb und außerhalb der Wohnung bzw. des Wohnbereichs auch unter Einbeziehung von Aspekten des herausfordernden Verhaltens bewegen?[124]

Themenfeld 3 – Krankheitsbezogene Anforderungen und Belastungen

Leitgedanke

In diesen Themenfeld geht es darum, die gesundheitliche Situation/die Einschränkungen, Belastungen der pflegebedürftigen Person und deren Folgen für den pflegerischen Unterstützungsbedarf individuell und situationsgerecht zu erfassen und darzustellen. Folgende Aspekte können hierbei wichtig sein:

- individuelle krankheitsbedingte Belastungsfaktoren und Reaktionsmuster zur Bewältigung
- therapeutische Settings oder speziell eingeübte Verfahren zur Entlastung oder Stabilisierung bei wiederkehrenden Ereignissen
- Fähigkeit zur Zusammenarbeit der pflegebedürftigen Person oder entsprechender Handlungsbedarf,
- Unterstützungsbedarf bei der Bewältigung von Phänomenen wie z. B. Schmerz, Inkontinenz) oder deren Kompensation.

Die genannten Aspekte sind bezüglich ihrer Konsequenz für die individuelle pflegerische Versorgung im Kontext mit den krankheits- und therapiebedingten Anforderungen fachlich einzuschätzen. Die detaillierte Erfassung

---

[124] Vgl. Der Beauftragte der Bundesregierung 2017, S. 37

und Dokumentation von Diagnosen, ärztlichen Therapien oder Medikamenten erfolgt gesondert und ist Bestandteil der Pflegedokumentation.

Leitfrage

Welche krankheits- und therapiebedingten sowie für die Pflege und Betreuung relevanten Einschränkungen liegen bei der pflegebedürftigen Person vor?[125]

Themenfeld 4 – Selbstversorgung

Leitgedanke

Im Themenfeld 4 geht es um die individuelle Erfassung und Beschreibung der Ressourcen und Selbstpflegedefizite in den Bereichen der Körperpflege, dem An- und Auskleiden, dem Essen und Trinken sowie der Ausscheidung. Die Vorstellungen der pflegebedürftigen Person und der Pflegeperson können sich unterscheiden, mögliche Verständigungsprozesse sind in diesem Kontext zu beschreiben. Kulturelle und biografische Aspekte sind ebenso einzubeziehen. Größtmögliche Selbständigkeit und Freiräume sind in diesem Themenfeld anzustreben.

Leitfrage

Inwieweit kann die pflegebedürftige Person z. B. die Körperpflege, das An- und Auskleiden, das Essen und Trinken, die Toilettengänge etc. selbstständig/mit Unterstützung durchführen?[126]

Themenfeld 5 – Leben in sozialen Beziehungen

Leitgedanke

Im Themenfeld 5 geht es darum festzuhalten, wie die pflegebedürftige Person ihren Alltag gestalten möchte und ob sie durch andere Personen (z. B. aus dem privaten Umfeld) dabei unterstützt wird. Thematisiert werden hier biografische, religiöse, soziale, kulturelle, weltanschauliche zentrale Ansichten der pflegebedürftigen Person. Wenn möglich sollten Vorstellungen von Tod und Sterben festgehalten werden. Daraus entsteht ein Gesamtein-

---

[125] Vgl. Der Beauftragte der Bundesregierung 2017, S. 38

[126] Vgl. Der Beauftragte der Bundesregierung 2017, S. 39

druck darüber, wie sich die pflegebedürftige Person z. B. ihr/sein Betreuungsangebot, die Tagesgestaltung, soziale Kontakte vorstellt bzw. wünscht. Informationsquellen wie die Angehörigen, Freunde, Betreuer und/oder die pflegerische Beobachtung sind miteinzubeziehen.[127]

Leitfrage
Inwieweit kann die pflegebedürftige Person Aktivitäten im näheren Umfeld und im außerhäuslichen Bereich selbstständig/mit Unterstützung durchführen?

Themenfeld 6 – Haushaltsführung, Wohnen/Häuslichkeit

Leitgedanke im Themenfeld 6a Haushaltsführung (ambulant)
Hier geht es darum zu beschreiben, inwieweit die pflegebedürftige Person selbständig und/oder Unterstützung in der Organisation und der Versorgung der Haushaltsführung (z. B. dem Einkaufen, dem Kochen, dem Waschen, der Wohnungsreinigung) benötigt. Berücksichtigen sind unterstützende Personen, welche bei der Haushaltsführung mitwirken einschließlich möglicher Abstimmungsprozesse. Wenn es zu Veränderungen in der Haushaltsführung kommt, ist es wichtig die pflegebedürftige Person so zu unterstützen, um einen Verbleib in der Häuslichkeit zu gewährleisten.[128]

Leitgedanke im Themenfeld 6b Wohnen/Häuslichkeit (stationär)
In diesem Themenfeld sollen die Wünsche der pflegebedürftigen Person bezüglich der Ausgestaltung des Wohnraumes besprochen und gemeinsam umgesetzt werden. Hierbei geht es um die Schaffung einer wohnlichen Atmosphäre mit Rückzugsmöglichkeiten, die Wohnlichkeit, Sicherheit und Vertrauen ausstrahlt. Die eigenen Möbel, Bilder und eine freundliche Farbgestaltung tragen dazu bei, sich in der neuen Umgebung zu orientieren und wohlzufühlen.[129]

---

[127] Vgl. Der Beauftragte der Bundesregierung 2017, S. 40f
[128] Vgl. Der Beauftragte der Bundesregierung 2017, S. 41
[129] Vgl. Der Beauftragte der Bundesregierung 2017, S. 42

Leitgedanke im Themenfeld 6c Erhalt und Förderung von Alltagsaktivitäten bzw. Sicherstellung von Rückzugsbedürfnissen Haushaltsführung (Tagespflege)
In diesem Themenfeld geht es um die Stärkung und Förderung der Alltagskompetenz des Tagespflegegastes, mittels gezielter Maßnahmen während des Aufenthaltes in der Tagespflege. Welche Wünsche, Bedürfnisse hat der Tagespflegegast z. B. bezogen auf Autonomie, Geselligkeit oder Ruhe?[130]

Leitgedanke im Themenfeld 6d Wahrung der Individualität während des Aufenthaltes/Erste Einschätzung zur weiteren Versorgung nach der Kurzzeitpflege
In diesem Themenfeld steht die Wahrung der Individualität auch während des Aufenthaltes in der Kurzzeitpflege im Fokus. Wie empfindet die pflegebedürftige Person ihre veränderte gesundheitliche und/oder häusliche Situation? Wie schätzt die Pflegefachkraft die Versorgung der pflegebedürftigen Person nach dem Kurzzeitpflegeaufenthalt ein? Welche Aspekte sind hier einzubeziehen? Wer muss in diesen Zusammenhang einbezogen werden? Wo besteht Klärungsbedarf?

Risikomatrix in der stationären, ambulanten Pflege bzw. Tagespflege

Die SIS® ermöglicht eine umfassende Darstellung und Orientierung der Gesamtsituation des Pflegebedürftigen. Die Risikoeinschätzung erfolgt anhand einer Risikomatrix (ambulant, stationär, Tagespflege). *»Mittels eines einfachen (...) Ankreuzverfahrens wird eine erste fachliche Einschätzung von der Pflegefachperson zu möglichen pflegesensitiven Risiken und Phänomenen im Kontext der Themenfelder aus der SIS® verlangt.«*[131]

Die Risikomatrix der SIS® für die ambulante Versorgung beinhaltet in jedem einzelnen Block eine zusätzliche Spalte ›Beratung‹. Wenn eine Beratung zu einem der aufgeführten Themen erfolgt ist, werden die Inhalte kurz im Themenfeld dokumentiert und abschließend in der Risikomatrix an der dafür vorgesehenen Stelle als erledigt angekreuzt.[132]

---

[130] Vgl. Der Beauftragte der Bundesregierung 2017, S. 42f
[131] BMG 2015, S. 31
[132] Vgl. Der Beauftragte der Bundesregierung 2017, S. 49ff

Schritte der praktischen Anwendung der Risikomatrix in der stationären/ambulanten/Tagespflege

Die Pflegefachkraft stellt sich die Frage: »*Liegen aufgrund der dokumentierten Informationen in einem oder mehreren Themenfeldern Hinweise auf ein Risiko vor?*«

- Falls nein → ist die Einschätzung abgeschlossen.
- Falls ja → ist die nächste Frage zu beantworten

»*Ist eine weitere Einschätzung notwendig: ja oder nein?* «

- Triff nein zu → plant die Pflegefachkraft aus pflegefachlicher Sicht direkt entsprechende Maßnahmen, da aus ihrer Sicht genügend Informationen aus der SIS® einschließlich der Risikomatrix vorliegen.
- Trifft ja zu → legt die Pflegefachkraft fest, womit die weitere Einschätzung erfolgen soll (z. B. eine befristete Beobachtungsphase oder weitere Fachexpertise oder standardisiertes Instrument). Je nach Entscheidung fließt das Ergebnis im Maßnahmenplan ein.[133]

5

Abschließend, wenn alle Risiken und Phänomene eingeschätzt sind, ist zu prüfen, ob es aufgrund der in verschiedenen Themenfeldern erfassten und dokumentierten Aussagen der pflegebedürftigen Person (ggf. des Betreuers, des Angehörigen) Hinweise auf ein weiteres Risiko in einem Themenfeld gibt, das in der Spalte »Sonstiges« eingetragen werden kann. Dies wird in derselben Vorgehensweise durch die Pflegefachkraft bewertet und die Fragen sind entsprechend zu beantworten. Die Spalte »Sonstiges« kann, muss aber nicht genutzt werden.

Wichtig **Die Risikomatrix ist im Rahmen der SIS® ein eigenständiger Erhebungsteil**

Die Risikomatrix stellt eine strukturelle Hilfestellung dar, mit der eine erste pflegefachliche Einschätzung der Pflegesituation erfolgt, ohne dass ein standardisiertes Instrument oder eine weitere Fachexpertise in Anspruch genommen wird.

[133] Vgl. Der Beauftragte der Bundesregierung 2017, S. 51

> Auf der Ebene der Risikomatrix wird ausschließlich eine (Erst-) Einschätzung zu bestehenden Risiken vorgenommen.
>
> Kommt es zu einer Veränderung (akut oder schleichend) bezogen auf die Situationseinschätzung des Pflegebedürftigen, wird diese durch die Dokumentation der Abweichungen im Berichteblatt rechtzeitig erkennbar. Im Anschluss folgt eine erneute Einschätzung der Situation durch Evaluation. Je nach Ergebnis erfolgt dann eine Anpassung der Maßnahmenplanung und ggf. der SIS®.*
>
> * Vgl. Der Bevollmächtigte der Bundesregierung für Pflege 2017, S. 52f

5.2.2 Element 2 – individuelle Maßnahmenplanung

In der SIS® gibt es kein einheitliches Dokument für die Maßnahmenplanung. Jede Pflegeeinrichtung bzw. ihr Pflege- und Qualitätsmanagement muss »eigene Strukturen und Prozesse entwickeln«[134]. Die neue Maßnahmenplanung ist übersichtlicher und korrespondiert selbstverständlich mit den Erkenntnissen aus der SIS®.

Jede Pflegefachkraft muss sich fragen: *»Welche Ressourcen bestehen? Welche Problemkonstellationen sind vorhanden? Welche Zielsetzungen sind anzustreben?«*[135]

Ziele spielen zwar noch eine Rolle, werden aber nicht mehr aufgeschrieben, sondern sind Teil der Maßnahmenplanung. Die kann z. B. als Tagesstrukturierung (inklusive der nächtlichen Versorgung) dargestellt werden. *»Hier kann mit fixen Zeiten und variablen Zeitkorridoren gearbeitet werden. Handlungsleitend ist, ob aus fachlicher Sicht oder auf Wunsch des Bewohners bestimmte Leistungen zu einem fixen Zeitpunkt erbracht werden sollten/müssten.«*[136]

---

[134] BMG 2015, S. 13
[135] Ebd.
[136] Ebd.

Diese Inhalte können in der Maßnahmenplanung abgebildet werden:

- die Darstellung von Wünschen, Vorlieben, Rituale etc.,
- die Festlegung von sich wiederholenden Maßnahmen in den Bereichen der Grundpflege, Betreuung und Hauswirtschaft,
- Maßnahmen abgeleitet aus dem Risikomanagement sowie befristete Beobachtungen,
- Hinweise zu zusätzlichen individuellen Maßnahmen im Kontext von Betreuungsleistungen,
- die ärztlich verordneten/angeordneten Maßnahmen der Behandlungspflege,
- Informationen zur Pflegeorganisation oder vereinbarte individuelle Unterstützung für festlegte Situationen.[137]

5.2.3 Element 3 – Berichteblatt

Das Berichteblatt entsteht erst dann, wenn die SIS®, die Erkenntnisse daraus und die Maßnahmenplanung feststehen. Denn nun geht es nicht mehr um Routinehandlungen der Pflege, sondern um die Abweichungen davon. Im Berichteblatt wird z. B. Folgendes notiert:

- Abweichungen bei immer wiederkehrenden Maßnahmen der grundpflegerischen Versorgung, der Betreuung, der Hauswirtschaft,
- eine zielgerichtete, geplante und zeitlich befristete Beobachtung auf Basis der Erkenntnisse der SIS® und der Risikomatrix
- aktuelle Ereignisse und ggf. Reaktionen.

Das Berichteblatt wird von allen an der Pflege und Betreuung beteiligten Berufsgruppen genutzt. Das Ziel ist die übersichtliche und schnelle Erfassung von Veränderungsprozessen.

[137] Vgl. Der Beauftragte der Bundesregierung 2017, S. 59f

5.2.4 Element 4 – Evaluation

Die Evaluation und Reflexion der Pflegesituation erfolgt in individuell festzulegenden Abständen, z. B. in Abhängigkeit von den stabilen oder instabilen Gesundheitssituationen des Pflegebedürftigen. Parallel kann auch durch das interne QM eine routinemäßige Überprüfung der Maßnahmenplanung festgelegt werden.

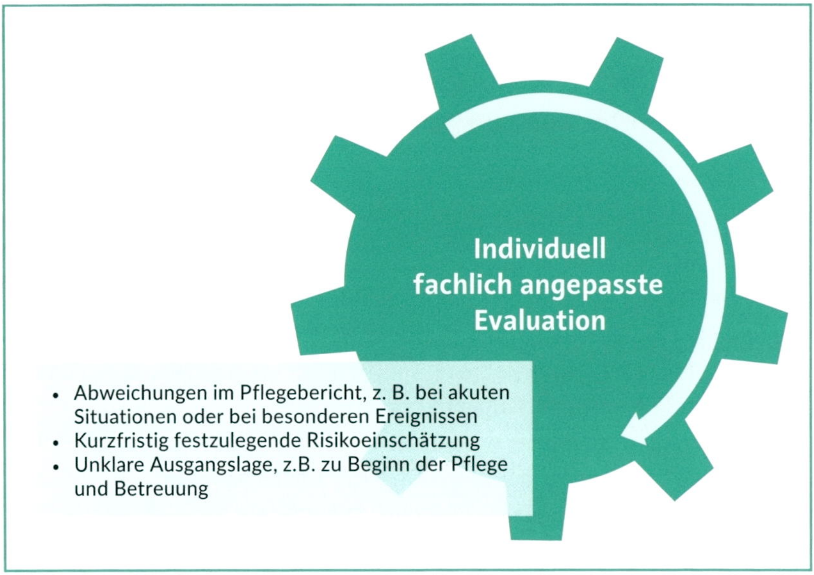
Individuell fachlich angepasste Evaluation
• Abweichungen im Pflegebericht, z. B. bei akuten Situationen oder bei besonderen Ereignissen
• Kurzfristig festzulegende Risikoeinschätzung
• Unklare Ausgangslage, z.B. zu Beginn der Pflege und Betreuung

Abb. 9: Inhalte der Evaluation.

5.3 Die SIS® in der Praxis

SIS® und Maßnahmenplanung: Wir stellen Ihnenzwei Beispiele vor und beziehen uns dabei nur auf die Themenfelder Mobilität und Beweglichkeit, krankheitsbezogene Anforderungen und Belastungen sowie Selbstversorgung – im Zusammenhang mit dem Expertenstandard.

5.3.1 Neuaufnahme in einen ambulanten Pflegedienst

Josef Wind (78 Jahre) und seine Ehefrau Ella (75 Jahre) blicken auf 50 Jahre glückliches Eheleben zurück. Sie lernten sich 1963 bei einem Geschäftsessen kennen. Seine Frau sagt: »Ich habe ihn angesehen und es war Liebe auf den ersten Blick!« Zwei Jahre später heirateten sie. Sie wohnen in ihrem eigenen Haus, das sie selbst gebaut haben. Die Kinder sind ausgezogen und haben ihre eigenen Häuser. Josef Wind hat seine Leidenschaft, das Fußballspielen, schon vor Jahren aufgegeben. Aber er geht mit seiner Frau noch regelmäßig auf den Sportplatz, wenn ihr Sohn spielt. Beide sind in mehreren Ortsvereinen Mitglied, u. a. bei der Feuerwehr.

Josef Wind leidet seit einer Knieoperation unter starken Schmerzen im rechten Knie. Er kann nur noch bedingt im Haushalt und Garten mithelfen. Er geht mit einem Gehstock und scheut sich davor einen Rollator zu nutzen. Da ihm Treppensteigen sehr schwerfällt, wurde das Schlafzimmer ins Erdgeschoss verlegt. Josef Wind sieht schlecht und hat Probleme, seine Medikamente in der Wochenbox zu richten. Er bekommt jeden dritten Tag ein Schmerzpflaster. Ella Wind hat seit einem Schlaganfall vor einem Jahr Einschränkungen beim Laufen und im rechten Arm, dazu hat sie noch leichte Sprachstörungen. Sie benötigt im und außerhalb des Hauses ihren Rollator. Da Josef Wind unter gesundheitlichen Einschränkungen leidet, haben sich die Eheleute dazu durchgerungen, die Diakonie-Station einzuschalten, um ihren Alltag besser bewältigen zu können.

Josef Wind erzählt, dass er und seine Frau im Leben sehr selbstständig waren. Seit dem letzten Jahr versorgt er auch seine Frau. Er sagt: »Mir wird die ganze Arbeit zu viel, meine Frau, das Haus und der große Garten. Auch habe ich oft starke Schmerzen, da hilft nicht einmal das Schmerzpflaster und ich muss noch zusätzlich Schmerzmedikamente einnehmen. Manchmal lege ich eine Wärmflasche auf mein Knie. Unsere Kinder helfen uns zwar, aber sie sind ja berufstätig.

Ich benötige jemanden, der mir die Socken anzieht und mir meine Medikamente gibt. Alles andere schaffe ich noch allein. Für meine Frau, die die Pflegestufe I hat, benötige ich Hilfe bei der Grundpflege am Morgen. Am Nachmittag kommt unsere Tochter und hilft meiner Frau und am Abend benötigt meine Frau noch mal Hilfe bei der Abendtoilette und beim Zu-Bett-Gehen. Vor ihrem Schlaganfall hat meine Frau immer gekocht. Ich kann das nicht gut. Schön wäre es, wenn wir noch Essen auf Rädern bekommen könnten. Unsere Schwiegertochter geht mit uns einmal die Woche einkaufen und wenn noch etwas fehlt, besorgt es unsere Tochter.«

Originalton Herr Wind zu den Themenfeldern:

- Themenfeld 2 Mobilität und Beweglichkeit
- Themenfeld 3 Krankheitsbezogene Anforderungen und Belastungen
- Themenfeld 4 Selbstversorgung

»Wir waren immer sehr selbstständig. Seit meine Ehefrau einen Schlaganfall hatte, muss ich sie unterstützen. Die ganze Arbeit hängt an mir. Beim Gehen habe ich immer Schmerzen. Der Arzt hat mir Schmerzpflaster verschrieben. Ich muss aber zusätzlich Schmerztabletten einnehmen, damit die Schmerzen erträglich bleiben. Ein Tag ohne Schmerzen wäre für mich ein Segen. Unsere Kinder helfen uns. Sie sind aber noch berufstätig.«

Pflegefachliche Einschätzung zum Themenfeld 2 Mobilität und Beweglichkeit:
Herr Wind ist mit der Versorgung der Ehefrau belastet. Beim Gehen benutzt er einen Stock. Er ist mobil und benötigt nur beim Sockenanziehen Hilfe. Ein Rollator wäre angebracht – vor allem bei längeren Gehstrecken außer Haus.

- **Beratungsbedarf:**
  - Beratungsgespräch zu Hilfsmitteln (z. B. Rollator). Unterstützung bei der Beantragung, wenn gewünscht. Mit dem Arzt sprechen wegen Verordnung Krankengymnastik.
- **Aushandlungsprozess:**
  - Im Auftrag von Herrn Wind Kontaktaufnahme mit dem Arzt wegen Krankengymnastik und Verordnung des Rollators.

Pflegefachliche Einschätzung zum Themenfeld 3 Krankheitsbezogene Anforderungen und Belastungen: 5
Herr Wind ist trotz Schmerzmedikation nicht schmerzfrei. Die Schmerzsituation ist instabil. Er nimmt selbst zusätzlich oft mehrfach am Tag frei verkäufliche Schmerzmedikamente ein. Er benötigt Hilfe beim Richten der Medikamente und dem Wechsel und Anbringen des Schmerzpflasters.

- **Beratungsbedarf:**
  - Beratungsgespräch über Entstehung von Schmerz und Möglichkeiten der medikamentösen und nichtmedikamentösen Behandlung, informieren/schulen
- **Aushandlungsprozess:**
  - Medikamente in der Wochenbox richten und jeden 3. Tag das Schmerzpflaster wechseln. Herrn Wind in die systematische Schmerzeinschätzung aktiv einbeziehen (z. B. Assessment zur Selbsteinschätzung des Schmerzes multidimensional, ggf. zusätzlich führen der NRS-Skala). In Absprache mit Herrn Wind den Hausarzt über die instabile Schmerzsituation informieren. Motivation zur Fortführung der in der Krankengymnastik eingeübten Bewegungen. Motivation zur Wärmebehandlung mit Körnerkissen, Unterstützung durch die Tochter/Schwiegertochter anregen.

Pflegefachliche Einschätzung zum Themenfeld 4 Selbstversorgung:
Herr Wind benötigt Hilfe beim Socken an- und ausziehen.

- **Aushandlungsprozess:**
  - Am Morgen Socken anziehen und am Abend ausziehen

Risikomatrix

Erste fachliche Einschätzungen der für die Pflege und Betreuung relevanten Risiken und Phänomene					
	Schmerz				Beratung
			weitere Einschätzung notwendig		
	ja	nein	ja	nein	
1. Kognitive und kommunikative Fähigkeiten	☐	☒	☐	☒	☐
2. Mobilität und Beweglichkeit	☒	☐	☐	☒	☒
3. krankheitsbezogene Anforderungen u. Belastungen	☒	☐	☒	☐	☐
4. Selbstversorgung	☒	☐	☐	☒	☐
5. Leben in sozialen Beziehungen	☐	☒	☐	☒	☐

Das Risikophänomen Schmerz ist nicht kompensiert, da einen instabile Schmerzsituation vorliegt. Als Maßnahmen empfiehlt sich die systematische Schmerzeinschätzung (z. B. Assessment Selbsteinschätzung des Schmerzes multidimensional, ggf. zusätzlich führen der NRS-Skala). Evaluation und Kontaktaufnahme mit dem Hausarzt.

Tab. 28: Tagesstrukturierende Maßnahmenplanung (ambulant)

Name: *Wind, Josef* **geb.** *20.10.1938* **Blatt** *Nr. 1*

Erstellt am: ________ von: ______________________ (HZ): ____

Individuelle Wünsche, Besonderheiten und Notwendigkeiten

Kümmert sich um seine Frau. Kann seine Wünsche und Bedürfnisse äußern. Ist allseits orientiert. Benötigt Hilfe beim Socken an- und ausziehen, beim Richten der Medikamente und Wechseln des Schmerzpflasters. Instabile Schmerzsituation. Systematische Schmerzeinschätzung	Hilfsmittel: *Gehstock*

Beschreiben der Maßnahmen im Frühdienst

Uhrzeit	SGB V	SGB XI	Wichtig	Evaluation	Datum, Hz.
ca. 7:45		*Socken anziehen*	*Systematische Schmerzeinschätzung und zusätzlich NRS-Skala führen (führt er nach Anleitung selbst durch)*		
Montag Jeden 3. Tag	*Medikamentenbox richten* *Schmerzpflaster wechseln*				

Beschreiben der Maßnahmen im Mittagsdienst/Nachmittagsdienst

	SGB V	SGB XI		Evaluation	Datum, Hz.

Beschreiben der Maßnahmen im Abenddienst

Uhrzeit	SGB V	SGB XI		Evaluation	Datum, Hz.
ca. 18:00	*Socken ausziehen*				

Berichteblatt:
Herr Wind führt die Schmerzskala ca. 10 Tage. Danach werden in Absprache mit ihm die Informationen und die Assessments an den Hausarzt weitergeleitet.

5

5.3.2 Ein halbes Jahr in der stationären Einrichtung

Erwin Ostermann ist 81 Jahre alt und wohnt seit sechs Monaten im Pflegeheim. Vor einem dreiviertel Jahr musste ihm der rechte Oberschenkel aufgrund eines Diabetischen Fußsyndroms amputiert werden. Erwin Ostermann braucht Hilfe beim An- und Ausziehen der Oberschenkelprothese. Er kann einige Schritte im Zimmer gehen. Meist bewegt er sich mit seinem Rollstuhl fort. Hilfe benötigt er bei den Transfers und bei der Körperpflege am Morgen und beim Ausziehen am Abend. Erwin Ostermann hat das Gefühl, sein amputiertes Bein sei noch da. Er erzählt, dass er immer noch spürt, wie die Bettdecke die Zehen berührt. Oft verspürt er ein Brennen oder Stechen im nicht mehr vorhandenen Bein. Oft fühlen sich die Schmerzen elektrisierend an. Er kann nichts dagegen tun. Berühren, Kratzen oder Massieren hilft nicht, da nichts mehr vorhanden ist.

Den Pflegekräften fällt auf, dass sich Erwin Ostermann immer mehr von seinen geliebten Aktivitäten wie z. B. den Spielenachmittagen zurückzieht. Seinem Bezugspfleger fällt auf, dass sich Erwin Ostermann seit seinem Einzug verändert hat. Insbesondere seine gedrückte Stimmung und sein Rückzug von Aktivitäten sind auffällig. Der Bezugspfleger vermutet chronische Schmerzen.

Originalton Herr Ostermann zu den Themenfeldern:

- Themenfeld 2 Mobilität und Beweglichkeit
- Themenfeld 3 Krankheitsbezogene Anforderungen und Belastungen
- Themenfeld 4 Selbstversorgung

»Ich war bis vor der Amputation selbstständig. Ich hatte vor der Amputation Schmerzen im Bein. Aber seit das Bein amputiert ist, hat sich das nicht gebessert, sondern ist teilweise schlimmer geworden. Ich habe zu nichts Lust. Überall muss mir geholfen werden.«

Pflegefachliche Einschätzung zum Themenfeld 2 Mobilität und Beweglichkeit:

Erwin Ostermann kann einige Schritte mit Prothese im Zimmer gehen. Selbstständige Fortbewegung im Rollstuhl und Hilfestellung bei Transfers.

- **Aushandlungsprozess:**
  - Helfen bei den Transfers
  - Krankengymnastik 2x wöchentlich
  - Motivation an Aktivitäten wie z. B. Gymnastik teilzunehmen

Pflegefachliche Einschätzung zum Themenfeld 3 Krankheitsbezogene Anforderungen und Belastungen:

Erwin Ostermann leidet unter Phantomschmerzen und zieht sich deshalb immer mehr aus dem sozialen Leben zurück, nimmt nicht mehr an Aktivitäten teil.

- **Beratungsbedarf:**
  - Beratungsgespräch über Entstehung von Schmerz und Möglichkeiten der medikamentösen und nichtmedikamentösen Behandlung, informieren/schulen
- **Aushandlungsprozess:**
  - Verordnete Schmerzmedikamente vor dem Aufstehen reichen
  - Schmerzskala NRS über eine Woche gemeinsam mit Herrn Ostermann führen
  - Motivation zur Fortführung der in der Krankengymnastik eingeübten Bewegungen
  - Motivation, an Aktivitäten teilzunehmen

Pflegefachliche Einschätzung zum Themenfeld 4 Selbstversorgung:
Herr Ostermann benötigt Hilfe beim Anlegen und Ausziehen der Beinprothese

- **Aushandlungsprozess:**
  - Anlegen der Beinprothese am Morgen und Ablegen am Abend
  - Stumpfkontrollen (Hautbeobachtung)

Risikomatrix

Erste fachliche Einschätzungen der für die Pflege und Betreuung relevanten Risiken und Phänomene					
	Schmerz				Beratung
			weitere Einschätzung notwendig		
	ja	nein	ja	nein	
1. Kognitive und kommunikative Fähigkeiten	☐	☒	☐	☒	☐
2. Mobilität und Beweglichkeit	☒	☐	☐	☒	☐
3. krankheitsbezogene Anforderungen u. Belastungen	☒	☐	☒	☐	☐
4. Selbstversorgung	☒	☐	☐	☒	☐
5. Leben in sozialen Beziehungen	☒	☐	☐	☒	☐

Das Risikophänomen Schmerz ist nicht kompensiert, da Herr Ostermann trotz Schmerzmedikamente nicht schmerzfrei ist. Als Maßnahmen empfehlen sich die systematische Schmerzeinschätzung (z. B. Assessment zur Selbsteinschätzung des Schmerzes multidimensional, ggf. zusätzlich führen der NRS-Skala). Evaluation und Kontaktaufnahme mit dem Hausarzt.

Tab. 29: Tagestrukturierende Maßnahmenplanung (stationär)

Name: *Ostermann, Erwin*		**geb.** *10.02.1935*	**Blatt** *Nr. 1*
Erstellt am: 16.05.2016 von: S. Ross (HZ):	Evaluation am: von: (HZ):	Evaluation am: von: (HZ):	Evaluation am: von: (HZ):
Individuelle Wünsche, Besonderheiten und Notwendigkeiten			
Herr Ostermann will weniger Schmerzen haben. *Er möchte gern wieder an Aktivitäten im Haus teilnehmen – ohne große Schmerzen*		Hilfsmittel: *Oberschenkelprothese rechts, Rollstuhl*	

Frühdienst Uhrzeit ca. Werte	**Beschreiben der Maßnahmen**	**Wichtig**	**Verfahrensanweisung**
7:30	*Transfer aus dem Bett, Anlegen der Beinprothese mit Stumpfkontrolle*	Schmerzmedikamente vor dem Aufstehen geben	
8:30	*Medikamentengabe*		
9:30–10:00	*Krankengymnastik zweimal die Woche Dienstag und Donnerstag*		
10:00–11:30	*Aktivitäten/Beschäftigung Motivieren und wenn möglich zu den Aktivitäten bringen/begleiten*		
13:00	*Transfer aufs Sofa*		
Spätdienst Uhrzeit ca. Werte	**Beschreiben der Maßnahmen**	**Wichtig**	**Verfahrensanweisung**
14:30–15:30	*Beim Aufstehen helfen, einige Schritte im Zimmer machen lassen. Danach in den Rollstuhl setzen. Transfer in den Rollstuhl unterstützen und Rollator bereitstellen, mit ihm zusammen zur Toilette gehen.*	Auf Schmerzäußerungen achten	
15:30–17:00	*Aktivitäten/Beschäftigung Motivieren und wenn möglich zu Aktivitäten bringen/begleiten*		
19:00–20:00	*Benötigt Hilfe für die Vorbereitungen für die Nacht wie Prothese ablegen, Stumpfkontrolle und Transfer ins Bett.*		
Nachtdienst Uhrzeit ca. Werte	**Beschreiben der Maßnahmen**	**Wichtig**	**Verfahrensanweisung**

5

Verordnungsblatt

Herr Ostermann erhält 3x täglich Medikamente, davon 2 x täglich Schmerzmedikamente.

Berichteblatt

Mit Herrn Ostermann gemeinsam Schmerzskala über eine Woche dreimal täglich führen. Gesammelte Informationen und Assessments an den Hausarzt weiterleiten. Ferner wurden zu Beginn des pflegerischen Auftrags ein Screening und dann ein differenziertes Assessment durchgeführt (nach Expertenstandard). Im Anschluss daran erneuter Kontakt mit Hausarzt, um Schmerzsituation zu besprechen, ggf. Anpassung des Behandlungsplans sowie Verlaufskontrolle und Evaluation.

5.3.3 Teilstationäre Einrichtung

Else Morgenroth ist 89 Jahre alt. Sie wohnt schon seit 20 Jahren in einer kleinen Zweizimmerwohnung im 1. Stock. Das Laufen fällt ihr zunehmend schwerer und beim Treppensteigen braucht sie Hilfe. Sie hat Angst hinzufallen, da sie Osteoporose hat. Auch ihr soziales Umfeld hat sich auf eine Freundin reduziert und Frau Morgenroth leidet unter dieser Situation. Frau Morgenroth hat keine Kinder. Ihre Nichte wohnt 200 km von ihr entfernt. Um nicht weiter allein zu sein, hat sie sich zum Besuch einer Tagespflegeeinrichtung entschieden. Sie besucht die Einrichtung von Montag bis Freitag.

Originalton Frau Morgenroth zu den Themenfeldern:

- Themenfeld 2 Mobilität und Beweglichkeit
- Themenfeld 3 Krankheitsbezogene Anforderungen und Belastungen
- Themenfeld 4 Selbstversorgung

»Ich war bis vor einem Jahr noch gut im Seniorentreff integriert und hatte regen Austausch mit anderen Menschen, aber durch die Pandemie wurde alles geschlossen und in dieser Zeit sind drei Freundinnen verstorben, die mich immer mitgenommen haben.

Da ich mein Auto schon vor drei Jahren verkauft habe, bin ich auf die öffentlichen Verkehrsmittel angewiesen, aber nachdem ich so schlecht laufe, ist es jedes Mal ein Abenteuer, einkaufen zu gehen. Für meine Schmerzen in den Gelenken habe ich ein Schmerzpflaster, das ich alle drei Tage wechsle. Mittlerweile lasse ich mir meine Lebensmittel liefern, das funktioniert gut. Aber das Einkaufen und unter Menschen zu kommen, fehlt mir. Meinen Haushalt kann ich zum Teil noch selbst machen. Einmal in der Woche kommt Rita und putzt.«

Pflegefachliche Einschätzung zum Themenfeld 2 Mobilität und Beweglichkeit:
Frau Morgenroth läuft mit Gehstock, hat aber Angst hinzufallen und ist sehr vorsichtig. Zum Treppensteigen braucht sie Hilfe. Ein Rollator wäre angebracht – vor allem, um ihr die Ängste zu nehmen.

- **Aushandlungsprozess:**
  - Beratungsgespräch zu Hilfsmitteln (evtl. Rollator). Unterstützung bei der Beantragung, wenn gewünscht. Mit dem Arzt wegen Verordnung Krankengymnastik in Verbindung setzen
  - Mit dem Arzt in Verbindung setzen wegen Verordnung von Krankengymnastik 2x wöchentlich (KG kommt in die Einrichtung)
  - Motivieren, an Aktivitäten wie z. B. Gymnastik teilzunehmen

Pflegefachliche Einschätzung zum Themenfeld 3 Krankheitsbezogene Anforderungen und Belastungen:
Frau Morgenroth leidet unter Osteoporose und Schmerzen in den Gelenken und kann sich nur noch schlecht fortbewegen. Sie hat Angst zu stürzen und ist sehr vorsichtig. Dadurch ist ihre Lebensqualität stark eingeschränkt.

Frau Morgenroth nimmt ihre Medikamente selbstständig ein, diese werden von der Apotheke gerichtet und nach Hause geliefert. Ihr Schmerzpflaster kann sie sich selbst kleben.

- **Beratungsbedarf:**
  - Beratungsgespräch über Entstehung von Schmerz und Möglichkeiten der medikamentösen und nichtmedikamentösen Behandlung, informieren/schulen
- **Aushandlungsprozess:**
  - Schmerzskala NRS über eine Woche gemeinsam mit Frau Morgenroth führen
  - Assessment zur Selbsteinschätzung des Schmerzes multidimensional durchführen und Weitergabe an den Arzt initiieren

Pflegefachliche Einschätzung zum Themenfeld 4 Selbstversorgung:

Frau Morgenroth kommt noch vor dem Frühstück in die Tagespflege. Sie kann allein zur Toilette gehen und ihre Einlagen wechseln. Beim Essen und Trinken ist sie selbstständig.

- **Aushandlungsprozess:**
  - Bekommt Frühstück, Mittagessen und Kaffee mit Kuchen in der Tagespflege gerichtet und serviert.

Risikomatrix

Erste fachliche Einschätzungen der für die Pflege und Betreuung relevanten Risiken und Phänomene

	Schmerz		weitere Einschätzung notwendig		Beratung
	ja	nein	ja	nein	
1. Kognitive und kommunikative Fähigkeiten	☐	☒	☐	☒	☐
2. Mobilität und Beweglichkeit	☒	☐	☐	☒	☐
3. krankheitsbezogene Anforderungen u. Belastungen	☒	☐	☐	☒	☐
4. Selbstversorgung	☐	☒	☐	☒	☐
5. Leben in sozialen Beziehungen	☒	☐	☐	☒	☐

Tab. 30: Tagestrukturierende Maßnahmenplanung (teilstationär)

Name: *Frau Morgenroth*		**geb.** *10.02.1933*	**Blatt** *Nr. 1*
Erstellt am: 16.05.2022 von: S. Rosse (HZ):	Evaluation am: von: (HZ):	Evaluation am: von: (HZ):	Evaluation am: von: (HZ):
Individuelle Wünsche, Besonderheiten und Notwendigkeiten			
Frau Morgenroth ist gerne in Kontakt mit anderen Menschen. Ist allseits orientier und äußert ihre Wünsche.		Hilfsmittel: *Gehstock, Einlagen, Zahnprothese oben und unten*	

Uhrzeit ca. Werte	**Beschreiben der Maßnahmen**	**Wichtig**	**Verfahrens-anweisung**
8:00	Busfahrer bringt Frau Morgenroth in die Tagespflege, hilft beim Aussteigen		
8:30	*Medikamentengabe*	Nimmt ihre Medikamente beim Frühstück Montags immer 3x täglich NRS-Skala durchführen	
8:30	Frühstück mit zwei Brötchen Butter und Wurst auf ihrem Platz bereitstellen. Eine kleine Kanne mit Kaffee mit Milch bereitstellen		
10:00–11:30	*Über Aktivitäten/Beschäftigung informieren, nimmt gerne an Gymnastik teil*		
12:00	*Medikamentengabe*	Nimmt ihre Medikamente selbstständig ein	
	Mittagessen		
13:00–14:00	Ruht sich im Sessel aus		
14:30			
15:00–16:30	*Aktivitäten/Beschäftigung*	KG 2x wöchentlich	
16:30	Wird vom Busfahrer abgeholt und nach Hause gebracht		

5

Verordnungsblatt

Schmerzskala führen

Berichteblatt

Immer am Montag gemeinsam mit Frau Morgenroth die Schmerzskala führen. Gesammelte Informationen und Assessments ggf. an den Hausarzt weiterleiten.

6 Formulierungshilfen bei akuten und chronischen Schmerzen

Mit der neuen Pflegedokumentation wird sich die Pflegeplanung grundlegend ändern. Deshalb haben wir Ihnen gerade die SIS® und die Maßnahmenplanung vorgestellt. Doch bis die neue Pflegedokumentation wirklich greift, bleibt die Pflegeplanung noch eine Weile in Kraft. Deswegen haben wir uns entschieden, in dieser Auflage noch einmal die Pflegeplanung in alter Form anschaulich zu präsentieren. Die folgenden Formulierungshilfen sollen Ihnen als Impulse für eigene, individuell an den Bewohner/Patienten angepasste Formulierungen dienen.

Jede Pflegeplanung teilt sich in die Bereiche Probleme, Ressourcen, Ziele und Maßnahmen. Genauso sind wir vorgegangen, um Ihnen beispielhafte Formulierungen zu geben.

6.1 Formulierungshilfen bei Problemen

- Frau W. hat seit ... starke Schmerzen im Brustbereich.
- Herr R. hat Schmerzen beim Verbandwechsel.
- Frau C. kann aufgrund von Schmerzen seit ... nicht durchschlafen.
- Herr C. leidet unter einer vorgeschrittenen Demenz. Er ist bettlägerig, bei pflegerischen Handlungen verändert sich seit ... seine Gesichtsmimik und er stöhnt.
- Herr C. hat aufgrund einer Trigeminusneuralgie immer wieder blitzartig einsetzende, reißende Schmerzen in der rechten Gesichtshälfte.
- Herr V. hinkt und äußert Schmerzen bei der Mobilisation (rechter Fuß und Lendenwirbelsäule).

- Frau W. hat öfter diffuse Knieschmerzen.
- Frau Q. ist gestürzt und hat sich am rechten Oberkörper schmerzhafte Prellungen zugezogen.
- Frau R. ist stark wetterfühlig und klagt bei Wetterwechsel über Schmerzen im Knie.
- Herr F. kann seit einem Schlaganfall nicht mehr sprechen. Bei Lagerungsmaßnamen jammert/stöhnt er, dies lässt auf Schmerzen schließen.
- Herr M. hat eine akute Herpes Zoster-Infektion am Bauchbereich rechts. Er klagt über heftige Berührungsschmerzen.
- Frau Y. hat öfter starke Migräneanfälle, begleitet mit Erbrechen, Übelkeit und Lichtempfindlichkeit.
- Frau K. hat Anlaufschmerzen am Morgen oder nach längerer Ruhe.
- Frau H. hat Schmerzen und eine eingeschränkte Mobilität des rechten Beines.
- Herr W. hat eine vorangeschrittene Tumorerkrankung mit Metastasenbildung in der Lendenwirbelsäule, dadurch hat er starke Schmerzen.
- Frau N. hat eine venöse-lymphatische Abflussstörung durch Metastasen im Becken und dadurch bedingte Schmerzen.
- Herr Ä. hat aufgrund von Schmerzen Schlafstörungen und berichtet von dauernder Müdigkeit.
- Herr O. ist aufgrund der anhaltenden Schmerzen oft gereizt.
- Frau P. ist seit längerer Zeit sehr schmerzempfindlich.
- Frau Q. hat keinen Appetit mehr, klagt über Schmerzen und Gewichtsverlust.
- Frau E. hat wegen ihrer Schmerzen keine Lust mehr, an Aktivitäten teilzunehmen.
- Herr W. hat Depressionen und Schmerzen. Er lässt sich nur schwer motivieren, an Aktivitäten teilzunehmen.
- Frau G. macht sich Sorgen, klagt über Schmerzen und ist oft traurig.
- Herr V. klagt über die zunehmende schmerzhafte Versteifung seines rechten Knies.
- Frau G. klagt öfter über Schmerzen hinter der Kniescheibe, vor allem bei längerem Sitzen.
- Herr H. gibt an, Koordinations- und Gefühlsstörungen in beiden Beinen zu haben.

- Herr B. ist in seiner Mobilität durch Arthrosen behindert, er kann nur mit Rollator gehen.
- Herr J. hat starke Gelenkschmerzen aufgrund eines Morbus Bechterew.
- Herr Q. hat starke Gelenkschmerzen aufgrund einer Polyarthritis.
- Frau W. hat starke Gelenkschmerzen aufgrund von Rheuma.
- Frau E. kann aufgrund der Schmerzen in ihren Hüften ihren Haushalt nur noch mit Hilfe bewältigen.
- Herr W. hat starke Schmerzen im Rücken (verformte Wirbelsäule).
- Herr R. leidet seit einer Oberschenkelamputation unter Schmerzen (Phantomschmerzen).
- Frau S. wurde der linke Unterschenkel amputiert. Sie berichtet über brennende und elektrisierende Schmerzen im nicht vorhandenen Unterschenkel.
- Frau K. hat wegen einer Handgelenksfraktur starke Schmerzen.
- Frau T. nimmt aufgrund der Schmerzen eine Schonhaltung ein, die auf Dauer Nerven, Gefäße und Sehnen schädigt.
- Herr E. leidet aufgrund seiner rheumatischen Erkrankung unter nächtlichem Ruheschmerz.
- Herr M. braucht beim Aufstehen lange. Er stöhnt und klagt über Schmerzen am ganzen Körper.
- Frau W. klagt überwiegend am Morgen vor dem Aufstehen über Gelenkschmerzen.
- Frau Z. leidet unter ständigen Schmerzen nach fehlgeschlagenen Operationen an der Wirbelsäule.
- Herr Y. hat seit einem Schlaganfall eine Gesichtsfeldeinschränkung rechts. Er kann mit dem Rollator gehen, hat aber oft Schmerzen beim Gehen.
- Frau K. leidet unter Rheuma, insbesondere in den Fingergelenken.
- Bei Frau W. besteht eine Fibromyalgie, sie klagt über Muskelschmerzen in den Beinen und Armen und fühlt sich dadurch in ihrer Mobilität eingeschränkt.
- Frau G. leidet unter Gelenkschmerzen, die aufgrund von entzündlichen Prozessen entstanden sind.
- Frau J. hat aufgrund der Schmerzen eine Veränderung des Schlaf-Wach-Rhythmus.

6.2 Formulierungshilfen bei den Ressourcen

- Frau K. kann ihren Schmerz äußern.
- Frau W. kann den Pflegekräften die Intensität des Schmerzes beschreiben.
- Herr V. teilt mit, wenn er Schmerzen bei der Mobilisation hat.
- Frau M. bemerkt Veränderungen ihres Befindens und gibt es an die Pflegekraft weiter.
- Herr T. zeigt Schmerzen durch Verdrehen der Augen und Stöhnen an.
- Herr X. kann sich bei Schmerzen durch Anklammern, Stöhnen und Mimik bemerkbar machen.
- Frau N. kann Läuten und nach ihren Bedarfsmedikamenten verlangen.
- Frau I. kann mit der Schmerztherapie gut umgehen.
- Herr M. beteiligt sich aktiv an der nichtmedikamentösen Schmerztherapie.
- Frau H. kann die vorbereiteten Medikamente selbst einnehmen.
- Herr V. kann etwas gehen, er schätzt seine Kräfte und Schmerzen richtig ein und ruft nach Hilfe bei Bedarf oder verlangt nach Bedarfsmedikation.
- Frau Y. kann die Schmerzintensität auf der Schmerzskala selbst eintragen.
- Herr S. kann die Lage seines Schmerzes auf einer Skizze mit den Umrissen eines Menschen einzeichnen.
- Frau W. verlangt, wenn sie starke Schmerzen hat, nach ihrer Bedarfsmedikation.
- Frau N. geht gern zur Gymnastik. Sie sagt, dass täte ihr gut.
- Frau N. nimmt 3 x die Woche am Gleichgewichtstraining teil.
- Frau N. nimmt 3 x die Woche am Krafttraining teil.
- Frau N. führt selbstständig Schrittübungen durch.
- Herr T. macht morgens und abends vor dem Schlafengehen Bewegungsübungen.
- Frau L. lässt sich am Morgen Zeit beim Aufstehen.
- Frau Z. geht alle zwei Tage zur Krankengymnastik.
- Frau I. empfindet Wärme als angenehm und verlangt zum Fernsehschauen ein Wärmekissen.
- Herr J. führt die erlernten Entspannungstechniken selbst durch.
- Frau C. massiert sich zur Vorbeugung der Kopfschmerzen das Gesicht.

- Herr J. meidet schmerzauslösende Faktoren, wie z. B. Lärm.
- Frau G. führt ihr Kopfschmerztagebuch selbstständig.
- Herr L. führt die erlernten Techniken des autogenen Trainings täglich selbst durch.
- Frau C. nimmt trotz ihrer Schmerzen an der Gymnastik teil.

6.3 Formulierungshilfen für Ziele

- Unsicherheiten und Angst sind vermieden
- Bewohner kann sich trotz Schmerzbelastung sicher bewegen
- Eine Überforderung der körperlichen Fähigkeiten wird vermieden
- Patient sieht Notwendigkeit der Medikamenteneinnahme ein
- Systematische Schmerzeinschätzung (initiales und differenziertes Assessment)
- Schmerzfreiheit oder Schmerzreduktion auf ein erträgliches Maß
- Schmerzvorbeugung bzw. Reduktion auf ein erträgliches Maß
- Schmerzlinderung durch Anwendung nichtmedikamentöser Maßnahmen, z. B. Wärmeanwendung
- Patient führt nichtmedikamentöse Maßnahmen zur Schmerzlinderung (z. B. Entspannungstechniken) selbstständig durch
- Schmerzfreiheit oder -reduktion beim Verbandwechsel
- Schmerzbelastung beim Verbandwechsel werden durch Gabe von Medikamenten vor dem Verbandwechsel und einem atraumatischen Verbandwechsel vermieden
- Medikamentengabe ist gewährleistet
- Verschlechterung des Allgemeinzustandes ist vermieden bzw. aufgehalten
- Komplikationen werden erkannt, vermieden bzw. reduziert
- Veränderungen des Schmerzzustandes sind frühzeitig erkannt
- Mobilisation ist so schmerzfrei wie möglich
- Ödematöse Schwellung des Beines ist rückläufig
- Auftreten von Schmerzen wenn möglich reduzieren
- Selbstpflegekompetenz fördern
- Lebensqualität langfristig erhalten oder fördern
- Sicherung einer angemessenen Versorgung mit Analgetika

- Schmerzreduktion auf ein erträgliches Maß (NRS bei Bewegung bis 5/10)
- Schmerzreduktion auf ein erträgliches Maß (NRS in Ruhe bis 3/10)
- Bewohner kann in der Nacht durchschlafen
- Schmerzen bei pflegerischen Handlungen sind gelindert
- Nebenwirkungen der Medikamente sind – soweit möglich – reduziert
- Sicherung einer bedarfsgerechten Ernährung
- Bewohner nimmt Schulung und Information zur Schmerztherapie an und setzt sie um
- Betroffene ist über Entstehung von Schmerz, Möglichkeiten der medikamentösen und nichtmedikamentösen Behandlung informiert/geschult
- Reduzierung von Häufigkeit, Schwere und Dauer der Migräneattacke
- Phantomschmerz ist reduziert

6.4 Formulierungshilfen für Maßnahmen

- Medikamentöse Unterstützung nach Angaben des Arztes
- Schmerzmedikation nach ärztlicher Verordnung
- Verabreichung von Medikamenten nach ärztlicher Anordnung, Kontrolle/Erfassung von Wirkung und Nebenwirkung
- Einleiten einer Schmerztherapie durch den Arzt oder Schmerzambulanz
- Erhebung der Schmerzen 1 x pro Schicht
- Gabe von Analgetika nach ärztlicher Anordnung
- Schmerzpflaster/Depotpflaster, z. B. alle drei Tage
- Auf Anzeichen einer Infektion wie z. B. Schwellung, Rötung, Erwärmung und Schmerzen achten
- Über Bedarfsmedikamente informieren
- Ermutigung des Bewohners zur selbstverantwortlichen Medikamenteneinnahme
- Unterstützung und Schulung des Bewohners in der Selbstbeobachtung von schmerzlindernden/-auslösenden Faktoren
- Information, Anleitung und Schulung des Bewohners, ggf. Angehörigen
- Regelmäßige (1 x monatlich oder bei Bedarf) Aufnahme der Schmerzen durch vorgegebene Assessments/Skalen
- Bei Schluckproblemen Umstellung der Analgetika auf subkutane oder transdermale Gabe

- Motivation zu Bewegungsübungen
- 2x täglich Kraft- und Bewegungsübungen (z. B. mit Hanteln sowie Schritt- und Gehübungen)
- 2x täglich Gehübungen zur Muskelkräftigung und Verbesserung der Körperbalance
- Bewohner zu den Bewegungsübungen (Sitzgymnastik, Balanceübungen) bringen
- Angehörige über den aktuellen Stand des Schmerztherapie informieren
- Angehörige erhalten Informationsmaterial über die Erkrankung und Schmerztherapie
- Regelmäßige Einschätzung des Schmerzassessment mit NRS oder …
- Förderung der Mobilität durch begleitete Spaziergänge
- Angehörige gehen täglich nachmittags mit dem Bewohner im Park spazieren
- Regelmäßige Information und Aufklärung des Bewohners/Patienten und seiner Angehörigen zur Schmerztherapie
- Informationsweitergabe der angelaufenen Schmerztherapie an alle an der Pflege und Betreuung Beteiligten
- Einschalten weiterer Therapeuten
- Krankengymnastik zweimal die Woche vormittags
- Durch Gespräche die Angst vor Schmerzen nehmen
- Darauf achten, dass der Bewohner langsam vom Bett aufsteht (Aufstehschmerzen)
- Beim Transfer vom Bett zum Rollstuhl und umgekehrt unterstützen
- Regelmäßige Kontrollen durch den Arzt
- Überprüfen der Vitalzeichen (z. B. bei starken Schmerzen)
- Einsatz von individuell angepassten Hilfsmitteln
- Sicherung der angeordneten Medikamenteneinnahme
- Durchführung von Wärmeanwendungen
- Unterstützung und Anleitung bei Bewegungsübungen
- Sicherung einer bedarfsgerechten Ernährung (z. B. durch die Auswahl geeigneter Speisen)
- Schulung bzw. Beratung zu Entspannungstechniken
- Anleitung zur selbstständigen Dokumentation des Schmerzverlaufs
- Kontakte zu Selbsthilfegruppen herstellen

- Bei Lagerungsmaßnahmen unnötige Berührungen oder Belastungen vermeiden
- Zum Schlafen warmes Körnerkissen reichen
- Angebot eines warmen Bades vor dem Schlafengehen (2x wöchentlich)
- Regelmäßige Überprüfung der Medikamente auf Wechsel- und Nebenwirkungen
- Tägliche Massagen, um die verspannte Muskulatur zu lockern
- Krankengymnastik (2 x wöchentlich)
- Atemübungen zur Entspannung anbieten
- Auf Mimik, Gestik, Lautäußerungen, Blicke und Abwehrhaltungen achten
- Aufmerksame Beobachtung des auffälligen Verhaltens vom Betroffenen durch alle Beteiligten
- Schmerzsituation des Betroffenen einschätzen (während der morgendlichen Körperpflege)
- Auf Tonlage, Körperhaltung und Ausstrahlung des Bewohners achten
- Beobachtung mit den BESD-Bogen (BESD = Beurteilung von Schmerzen bei Demenz) erfassen

7 Formulierungshilfen für die Pflegeplanung bei akuten und chronischen Schmerzen

7.1 Morbus Bechterew: Herr O. findet wenig Schlaf

Die Situation

Herr O. hat seit 1965 einen diagnostizierten Morbus Bechterew. Bis 1980 hatte er erträgliche Schmerzen. Seit der Zeit haben die Schmerzen zugenommen. Zudem besteht eine Osteoporose. Typischerweise verschlimmern sich Herrn O.'s Rückenschmerzen bei längeren Ruhephasen. Nachts sind die Schmerzen oft so stark, dass er aufwacht. Morgens nach dem Aufwachen sind seine Gelenke steif. Beim Aufstehen benötigt er Hilfe durch die Pflegekraft. Ebenso benötigt er Hilfe bei der Körperpflege. In den Speisesaal wird er begleitet. Er nimmt am täglichen Gymnastikprogramm teil und bekommt 2x die Woche Krankengymnastik. Am Nachmittag geht er mit Rollator im Garten spazieren. Wenn er starke Schmerzen hat, verlangt er zusätzlich nach seinen Bedarfsmedikamenten. In jungen Jahren war Herr O. gern in den Bergen und wanderte. Dies vermisst er sehr. Herr O. ist in ärztlicher Behandlung und bekommt nichtsteroidale Antirheumatika. Bei weiterem Bedarf kann er zusätzlich Schmerzmedikamente haben.

Probleme	Ressourcen	Ziele	Maßnahmen
• Chronische Schmerzen wg. Morbus Bechterew: • Rückenschmerzen • Schmerzen in der Nacht, wodurch er aufwacht • Morgensteifigkeit der Gelenke	• Ist geistig rege und kann nach Hilfe rufen • Kann seine Schmerzen äußern • Geht nachmittags spazieren • Geht gern zur Gymnastik	• Schmerzreduktion auf ein erträgliches Maß • NRS bei Bewegung bis 3/10 • Kann in der Nacht durchschlafen	• Medikamentengabe nach ärztlicher Anordnung • Systematische Schmerzeinschätzung (multidimensionales Assessment) • Schmerzeinschätzung mit NRS 2x wöchentlich • Arzt über Ergebnisse informieren • Zur Gymnastik bringen • 2x pro Woche Krankengymnastik • Zum Schlafen warmes Körnerkissen reichen • Angebot: 2x die Woche warmes Bad vor dem Schlafengehen • Warme Dusche am Morgen anbieten • Auf den Allgemeinzustand des Bewohners (Beobachtung) achten • Angehörige/Betreuer über den aktuellen Stand der Schmerztherapie informieren

7.2 Demenz & Schmerz: Die Pflege von Herrn K.

Die Situation

Herr K. kam mit 90 Jahren aufgrund seiner Demenzerkrankung ins Pflegeheim. Seine Angehörigen erzählen, dass er schon als junger Mensch Rückenschmerzen hatte. Auch eine Arthrose-Erkrankung ist diagnostiziert. Herr K. ist immobil. Alle pflegerelevanten Maßnahmen müssen übernommen werden. Sprachverständnis und Sprachproduktion sind schwer eingeschränkt. Herr K. kann aufgrund seiner Erkrankung nicht mehr in den Pflegerollstuhl mobilisiert werden. Den Pflegekräften fällt auf, dass er bei pflegerischen Handlungen (z. B. Körperpflege) mit den Händen klammert, das Gesicht verzieht und stöhnt. Verbal kann er nicht mehr äußern, dass er Schmerzen hat. Der Arzt verordnete nur Schmerzmedikamente bei Bedarf.

Probleme	Ressourcen	Ziele	Maßnahmen
• Kann seine Schmerzen nicht mehr verbal äußern • Hat Schmerzen bei pflegerischen Handlungen (z. B. Körperpflege) • Hat Arthrose und Rückenschmerzen	• Kann sich durch Anklammern, Stöhnen und Mimik bemerkbar machen	• Schmerzen bei pflegerischen Handlungen sind gelindert	• Systematische Schmerzeinschätzung (initiales Screening) multidimensionales Assessment) • Schmerzeinschätzung (z. B. mit ZOPA) • Verlaufskontrolle in individuellen Intervallen • Arzt über instabile Schmerzsituation informieren (Therapieanpassung) • Medikamentengabe nach ärztlicher Anordnung • Tägliche Massagen, um verspannte Muskulatur zu lockern • 2x pro Woche Krankengymnastik • Zum Schlafen warmes Körnerkissen reichen • Entspannungsbad 1x die Woche • Bei der Lagerung oder anderen Pflegemaßnahmen unnötige Berührungen/Belastungen vermeiden, Kinästhetik konsequent anwenden • Auf den Allgemeinzustand des Bewohners (Beobachtung) achten • Angehörige/Betreuer über den aktuellen Stand der Schmerztherapie informieren

7

7.3 Ulcus cruris venosum: Herr J. hat Schmerzen beim Verbandwechsel

Die Situation

Herr J. ist 86 Jahre alt. Er lebt allein zu Hause. Im Bereich der Körperpflege ist er weitgehend selbstständig. Sein Nachbar kauft für ihn ein. Außerdem hat Herr J. schon seit Jahren eine Zugehfrau, die den gesamten Haushalt versorgt. Herr J. hat sich entschlossen, Essen auf Rädern zu bestellen, da ihm das lange Stehen am Herd immer schwerer fällt. Herr J. hat ein Ulcus cruris venosum. Zuerst war die Wunde klein und er hat versucht, den Verband selbst anzulegen. Dann hat er seinen Hausarzt aufgesucht. Seitdem kommt der ambulante Pflegedienst zum Verbandwechsel ins Haus. Herr J. ist froh, dass der Pflegedienst den Verband wechselt und einen Kompressionsverband angelegt. Er konnte schon seit längerer Zeit seine Stützstrümpfe nicht mehr selbst anziehen, da ihm die Kraft in den Händen fehlt. Herr J. leidet auch unter Gelenkschmerzen. Beim Verbandwechsel verzieht er das Gesicht. Bis jetzt nimmt Herr J. Schmerzmittel nur bei Bedarf ein. Er lässt sich die frei verkäuflichen Produkte von seinem Nachbarn aus der Apotheke mitbringen. Den Pflegekräften fällt auf, dass Herr J. beim Verbandwechsel immer öfter das Gesicht verzieht. Darauf angesprochen erzählt er zögerlich, dass er Schmerzen beim Verbinden hat. Auch die Schmerzen in den Gelenken würden zunehmen. Am liebsten würde er sich auch am Tag immer wieder hinlegen. Mit seinem Arzt habe er über die Schmerzen noch nicht gesprochen.

Probleme	Ressourcen	Ziele	Maßnahmen
• Chronische Wunde (Ulcus cruris venosum) • Beim Verbandwechsel verzieht er das Gesicht • Auf Nachfragen äußert er Schmerzen beim Verbandwechsel • Schmerzen in den Gelenken nehmen zu • Kauft Schmerzmedikamente selbst und nimmt diese nur bei Bedarf ein • Legt sich aufgrund der Schmerzen immer wieder hin	• Kann sich mitteilen und Schmerzen äußern • Nimmt selbstständig Bedarfsmedikamente ein	• Schmerzfreiheit oder Schmerzreduktion auf ein erträgliches Maß beim Verbandwechsel • Reduzierung der Gelenkschmerzen auf ein erträgliches Maß	• Systematische Schmerzeinschätzung (initiales und differenziertes Assessment, NRS-Skala) • Arzt über die instabile Schmerzsituation informieren (Therapieanpassung) • Medikamentengabe nach ärztlicher Anordnung ca. 30 Minuten vor dem Verbandwechsel • Auf den Allgemeinzustand des Patienten • (Beobachtung) achten • Patienten über Entstehung von Schmerz, Möglichkeiten der medikamentösen und nichtmedikamentösen Behandlung informieren/schulen • Zur Bewegung motivieren

7

7.4 Phantomschmerzen: Herr W. gibt seine geliebten Aktivitäten auf

Die Situation

Herrn W. ist 80 Jahre alt und wohnt seit fünf Monaten im Pflegeheim. Aufgrund eines diabetischen Fußsyndroms musste ihm vor einem dreiviertel Jahr der rechte Oberschenkel amputiert werden. Herr W. kann, wenn ihm beim Anlegen der Oberschenkelprothese geholfen wird, einige Schritte im Zimmer gehen. Meist bewegt er sich im Rollstuhl fort. Die Pflegekräfte helfen ihm bei den Transfers und bei der Körperpflege am Morgen und beim Ausziehen am Abend. Herr W. hat das Gefühl, sein amputiertes Bein sei noch da. Er erzählt, dass er immer noch spürt, wie die Bettdecke die Zehen berührt. Oft verspürt er ein Brennen oder Stechen irgendwo im nicht mehr vorhandenen Bein. Manchmal fühlen sich die Schmerzen elektrisierend an. Er kann nichts dagegen tun. Berühren, Kratzen oder Massieren helfe ja nicht, da das Bein nicht mehr vorhanden ist. Herr W. zieht sich immer mehr von seinen geliebten Aktivitäten wie z. B. den Spielenachmittagen zurück. Seinem Bezugspfleger fällt auf, dass sich Herr W. seit seinem Einzug verändert hat. Insbesondere seine gedrückte Stimmung und sein Rückzug von Aktivitäten sind auffällig. Der Bezugspfleger vermutet chronische Schmerzen.

Tab. 31: Übersicht

Probleme	Ressourcen	Ziele	Maßnahmen
• Phantomschmerzen bei Z. n. Oberschenkelamputation rechts: Brennen, Stechen oder elektrisierende Schmerzen • Bestehende Rückzugtendenz und gedrückte Stimmung	• Kann seine Schmerzen mitteilen • Kann einige Schritte gehen und ist mit dem Rollstuhl mobil • Nimmt im Normalfall gern an Spielenachmittagen teil	• Schmerzfreiheit oder -reduktion auf ein erträgliches Maß • Geht wieder gern zu Aktivitäten • Lebensqualität nimmt wieder zu	• Systematische Schmerzeinschätzung (multidimensionales Assessment) • NRS-Skala führen 3 x pro Woche • Arzt über die Schmerzsituation informieren (Therapieanpassung) • Motivieren an Aktivitäten teilzunehmen • Auf richtiges Anlegen der Prothese achten mit Stumpfkontrolle • Entspannungstechniken zeigen • Medikamentengabe nach ärztlicher Anordnung • Krankengymnastik einschalten • Auf den Allgemeinzustand des Bewohners (Beobachtung) achten • Betroffenen über Entstehung von Schmerz, Möglichkeiten der medikamentösen und nichtmedikamentösen Behandlung informieren/schulen • Angehörige/Betreuer über den aktuellen Stand der Schmerztherapie informieren

7.5 Gelenkschmerzen: Frau P.'s Tag wird durch Schmerzen bestimmt

Die Situation

Die 86-jährige Frau P. lebt seit drei Monaten im Pflegeheim. Sie hätte nie gedacht, dass sie jemals in ein Pflegeheim gehen würde. Vor fünf Jahren konnte sie sich noch um den Garten ihrer Tochter kümmern. Sie war zufrieden damit, nützlich zu sein und ihre Tochter zu entlasten. An der frischen Luft zu sein hat ihr richtig gutgetan. Inzwischen hat sich einiges verändert: Die Schmerzen in den Fingern, Armen und Beinen wurden immer stärker. Sie konnte keine Gartenarbeit mehr verrichten. Auch am Morgen kam sie nicht mehr in die Gänge. Sie brauchte mehr als eine Stunde, um sich zu waschen und anzuziehen. Als es gar nicht mehr ging, zog sie ins Pflegeheim. Frau P. möchte morgens nicht aufstehen. Sie benötigt Hilfe bei der Körperpflege und dem An- und Auskleiden. Wenn sie den Rollator nutzt, kann sie sich selbst fortbewegen. Besonders am Morgen plagen sie die Schmerzen. Sie stöhnt beim Aufstehen, benötigt für alle Bewegungen sehr lange. Am liebsten, sagt sie, möchte sie den Tag im Bett verbringen, da sie dann am wenigsten Schmerzen hat. Auch ihre täglichen Spaziergänge am Nachmittag führt sie nicht mehr gern durch.

Tab. 32: Übersicht

Probleme	Ressourcen	Ziele	Maßnahmen
• Schmerzen in den Fingern, Beinen und Armen, besonders morgens • Möchte am Morgen oft nicht aufstehen • Geht nicht mehr gern spazieren • Rückzugstendenz	• Kann Schmerzen äußern • Kann sich mit dem Rollator fortbewegen	• Schmerzreduktion auf ein erträgliches Maß (NRS von 3/10 in Ruhe und 5/10 bei Bewegung) • Geht wieder spazieren	• Systematische Schmerzeinschätzung (multidimensionales Assessment) • 2x täglich Einschätzen der Schmerzintensität mit NRS-Skala (zu festen Zeiten) • Arzt über die instabile Schmerzsituation informieren (Therapieanpassung) • Medikamentengabe nach ärztlicher Anordnung • Wärmebehandlung mit Kirschkernkissen vor dem Aufstehen

7

Probleme	Ressourcen	Ziele	Maßnahmen
			• Unterstützung bei der täglichen Körperpflege • Motivation zur Teilnahme an der Gymnastik im Haus • Schulung/Beratung der Betroffenen zu medikamentöser und nichtmedikamentöser Behandlung • Zur selbstständigen Schmerzeinschätzung motivieren

7.6 Zungengrundkarzinom: Herr B. ist verzweifelt vor Schmerz

Die Situation

Herr B. ist 65 Jahre alt. Er lebt zu Hause und wird vom ambulanten Pflegedienst und seiner Ehefrau versorgt. Frau B. ist ganztags berufstätig. Bei Herrn B. besteht ein Zungengrundkarzinom. Palliativ wurde eine Radiatio durchgeführt. Herr B. fühlt sich schwach, liegt am Tag oft auf dem Sofa. In der Wohnung kann er sich bewegen, indem er sich an den Möbeln festhält. Früher hat er gern Hörspiele gehört oder gelesen. Dazu fehlt ihm jetzt die Kraft. Herr B. berichtet über die Zunahme der Schmerzen. In Ruhe liege der Schmerz zwischen 4–5 auf der NRS und in Bewegung bei 7–8. Zudem besteht eine Mucositis/Stomatitis. Er möchte nicht mehr essen und trinken. Herr und Frau B. sind verzweifelt. Sie wissen sich keinen Rat mehr. Herr B. hat zudem Angst, dass er durch die Schmerzmittel süchtig werden kann. Derzeit kommt der ambulante Pflegedienst zur Unterstützung bei der täglichen Körperpflege und zur Medikamentengabe. Familie B. wendet sich an die Pflegefachkraft und bittet um Hilfe.

Tab. 33: Übersicht

Probleme	Ressourcen	Ziele	Maßnahmen
• Zungengrundkarzinom • Liegt viel auf den Sofa und kann sich nur noch schlecht fortbewegen • Schmerzen nehmen zu • Möchte nicht mehr essen und trinken (Mucositis/Stomatitis) • Angst, dass Schmerzmittel süchtig machen • Verzweifelt über die gesamte Situation • Keine Kraft mehr, die geliebten Hörspielen zu hören oder zu lesen	• Kann sich mitteilen und Ängste/Verzweiflung und Schmerzen äußern • Kann sich noch fortbewegen, indem er sich an den Möbeln festhält	• Schmerzreduktion auf ein erträgliches Maß (NRS von 3/10 in Ruhe und 5/10 bei Bewegung) • Hat wieder Interesse, am Leben teilzunehmen	• Systematische Schmerzeinschätzung (multidimensionales Assessment) • 2x täglich Einschätzen der Schmerzintensität mit NRS-Skala (zu festen Zeiten) • Arzt über die instabile Schmerzsituation informieren (Therapieanpassung) • Anleitung zur Mucositistherapie • Medikamentengabe nach ärztlicher Anordnung • Entspannungstechniken zeigen • Edukation von Betroffenen und Ehefrau zu medikamentöser und nichtmedikamentöser Behandlung • Zur selbstständigen Schmerzeinschätzung motivieren

7

7.7 Multiples Myelom: Frau L. und die Angst vor Nebenwirkungen

Die Situation

Frau L. ist 69 Jahre alt. Sie lebt seit zwei Monaten im Pflegeheim. Aufgrund eines multiplen Myeloms wurde sie mit einer Hochdosis-Chemotherapie behandelt. Trotz der Gabe von Bisphosphonaten kam es bei ihr zu zahlreichen Wirbeleinbrüchen. Daraufhin entwickelte Frau L. unerträgliche Schmerzen in der Stärke 8–9 NRS. Zur Schmerzbehandlung wurde eine Bestrahlungstherapie durchgeführt. Diese brachte nur kurzfristig Linderung.

Frau L. hat wieder starke Schmerzen. Sie kann kaum noch aufstehen und benötigt umfassende Hilfestellungen bei den Verrichtungen des täglichen Lebens. Gehen fällt ihr immer schwerer. Frau L. kann aufgrund der Schmerzen nicht mehr lange auf sein oder sich an Aktivitäten des Hauses beteiligen. Frau L. hat Angst, dass wegen der Schmerzmittel ihre Darmfunktion beeinträchtigt werden könnte.

Tab. 34: Übersicht

Probleme	Ressourcen	Ziele	Maßnahmen
• Multiples Myelom mit Wirbelkörpereinbrüchen • Aufgrund der Schmerzen kann sie nicht mehr lange aufbleiben und benötigt umfassende Hilfen • Kann aufgrund ihrer Erkrankung immer weniger an Aktivitäten im Haus teilnehmen • Zunehmende Schmerzen • Angst vor Nebenwirkungen der Medikamente (z. B. gestörte Darmfunktion)	• Kann sich mitteilen und Ängste und Schmerzen äußern • Kann nur noch mit Hilfe aufstehen und einige Schritte gehen	• Schmerzreduktion auf ein erträgliches Maß (NRS von 3/10 in Ruhe und 5/10 bei Bewegung) • Hat wieder Interesse an den Aktivitäten im Haus teilzunehmen	• Systematische Schmerzeinschätzung täglich (multidimensionales Assessment) • Einschätzen der Schmerzintensität in jeder Schicht mit NRS-Skala • Arzt über die instabile Schmerzsituation informieren (Sicherung einer angemessenen Schmerztherapie) • Unterstützung bei Alltagsaktivitäten • Medikamentengabe nach ärztlicher Anordnung • Medikamente für die Darmfunktion und stuhlgangfördernde Nahrungsmittel verabreichen • Entspannungstechniken zeigen • Motivieren an Aktivitäten im Haus teilzunehmen • Edukation der Betroffenen zu medikamentöser und nichtmedikamentöser Behandlung • Zur selbstständigen Schmerzeinschätzung motivieren • Beratung zu Nebenwirkungen

7.8 Sturz: Frau W. erlitt zahlreiche Prellungen

Die Situation

Frau W. wohnt seit einem Jahr in einer Pflegeeinrichtung. Sie gestaltet ihren Tagesablauf meist eigenständig. Am Vormittag geht sie gern in die Gruppenangebote wie Gedächtnistraining oder Gymnastik. Am Nachmittag bleibt sie in ihrem Zimmer und kommt nur zu den Mahlzeiten in den Speisesaal. Seit einem Sturz vor drei Wochen hat sie Angst, allein spazieren zu gehen. Bei dem Sturz zog sie sich starke Prellungen im Bereich des Oberkörpers rechts zu. Seit dieser Zeit klagt sie fast täglich über starke Schmerzen und über Probleme beim Atmen. Sie steht nur noch zum Waschen und Anziehen auf. Die Mahlzeiten lässt sie sich aufs Zimmer bringen. Zu den Aktivitäten am Vormittag geht sie nicht mehr. Am liebsten sitzt sie in ihrem Fernsehsessel. Frau W. läutet immer öfter nach den Pflegekräften und möchte zusätzliche Schmerzmedikamente.

Tab. 35: Übersicht

Probleme	Ressourcen	Ziele	Maßnahmen
• Starke Prellungen am rechten Oberkörper • Probleme beim Atmen • Geht nicht mehr allein spazieren • Verlässt ihr Zimmer nicht mehr • Sitzt meistens im Sessel	• Kann sich mitteilen und Schmerzen äußern • Läutet, wenn sie Schmerzen hat und verlangt nach Bedarfsmedikation	• Schmerzfreiheit oder -reduktion auf ein erträgliches Maß • Nimmt wieder an den gewohnten Aktivitäten Teil • Verlässt ihr Zimmer	• Systematische Schmerzeinschätzung (multidimensionales Assessment) • NRS-Skala führen • Arzt über die Schmerzsituation informieren • Sicherung einer angemessenen Schmerztherapie • 2x täglich atemstimulierende Einreibungen • Hilfestellung bei den Verrichtungen des täglichen Lebens • Einreibungen mit Voltaren nach Arztangabe (2 bis 3x täglich) • Zur Teilnahme an Aktivitäten motivieren

7.9 Osteoporose: Frau Ä. ist mit der Schmerzsituation unzufrieden

Die Situation

Frau Ä. ist 89 Jahre alt. Ihr Mann ist im letzten Sommer verstorben. Aufgrund ihres immer schlechter werdenden Gesundheitszustands hat sie sich vor einem halben Jahr entschieden, in eine Pflegeeinrichtung zu ziehen. Ihre Kinder können sich nur bedingt um die Mutter kümmern, da sie weit entfernt wohnen. Frau Ä. möchte in ihrer gewohnten Umgebung bleiben, da sie so öfter Besuch von ihrer Freundin oder ihren Nachbarn bekommen kann. Frau Ä. leidet seit Jahren unter Osteoporose. Die Deformation der Wirbelsäule hat ihre Bewegungsfähigkeit stark eingeschränkt. In den letzten Wochen haben die Schmerzen zugenommen. Frau Ä. muss sich immer öfter tagsüber hinlegen. Nachts sind die Schmerzen fast unerträglich, sodass sie nicht durchschlafen kann. Am Tag reagiert sie oft gereizt. Wenn sie starke Schmerzen hat, reduziert sie ihre Aktivitäten oder lässt sie ganz ausfallen. Frau Ä. läutet, wenn sie bei Verrichtungen des täglichen Lebens Hilfe benötigt oder wenn sie starke Schmerzen hat. Frau Ä. ist mit ihrer Schmerzsituation unzufrieden und möchte dies ändern.

Tab. 36: Übersicht

Probleme	Ressourcen	Ziele	Maßnahmen
• Osteoporose mit Deformierung der Wirbelsäule • Schmerzen tagsüber nehmen zu • Nachts starke Schmerzen, kann nicht durchschlafen • Bestehende Rückzugtendenz und gereizte Stimmung	• Kann ihre Schmerzen mitteilen • Läutet, wenn sie Hilfe benötigt • Möchte ihre Situation ändern	• Schmerzfreiheit oder -reduktion auf ein erträgliches Maß • Kann nachts wieder durchschlafen • Lebensqualität nimmt wieder zu	• Systematische Schmerzeinschätzung (multidimensionales Assessment) • Arzt über die Schmerzsituation informieren, evtl. Einleitung einer Schmerztherapie durch den Arzt oder Schmerzambulanz • Medikamentengabe nach ärztlicher Anordnung • Anleitung zum Führen der Schmerzskala NRS (2x am Tag zu festen Zeiten)

Probleme	Ressourcen	Ziele	Maßnahmen
			• Informationsweitergabe der angelaufenen Schmerztherapie an alle, die an der Pflege und Betreuung beteiligt sind • Krankengymnastik 2x die Woche • Motivieren an Aktivitäten teilzunehmen • Entspannungstechniken zeigen • Unterstützung und Schulung in der Selbstbeobachtung • Angehörige/Betreuer über den aktuellen Stand der Schmerztherapie informieren

7

7.10 Rheumatische Arthritis: Frau D. kann nicht mehr aktiv sein

Die Situation

Frau O. ist 89 Jahre alt. Sie besaß viele Jahre ein kleines Haus, das sie vor dem Einzug in die Pflegeeinrichtung verkaufte. Frau O. war starke Raucherin. Seit fünf Jahren lebt sie in der Pflegeeinrichtung, vor zwei Jahren gab sie das Rauchen auf. Frau O. leidet seit mehreren Jahren unter rheumatischer Arthritis. Betroffen sind beide Hände, Schulter-, Knie- und Fußgelenke. Besonders häufig schmerzten anfangs die Finger- und Zehengelenke. Seit einiger Zeit nehmen die Schmerzen zu. Frau O. kann ihren geliebten Gewohnheiten wie Morgensport vor dem Frühstück und nachmittags einen Spaziergang in die Stadt nur noch selten nachkommen. Zweimal die Woche bekommt sie Krankengymnastik. Hier klagt sie auch bei den Übungen über Schmerzen. Mit ihrer jetzigen Situation ist sie unzufrieden.

Tab. 37: Übersicht

Probleme	Ressourcen	Ziele	Maßnahmen
• Rheumatische Arthritis • Schmerzen in beide Händen, Schulter-, Knie- und Fußgelenken • Zunehmende Schmerzen • Kann ihren Gewohnheiten nur noch selten nachkommen	• Kann ihre Schmerzen mitteilen • Möchte ihre Situation ändern • Krankengymnastik tut ihr gut, bereitet aber Schmerzen	• Schmerzfreiheit oder -reduktion auf ein erträgliches Maß • Gewohnheiten können wieder aufgenommen werden	• Systematische Schmerzeinschätzung (multidimensionales Assessment) • NRS-Skala führen • Arzt über die Schmerzsituation informieren • Medikamentengabe nach ärztlicher Anordnung • Motivieren, ihren Frühsport weiterzuführen • Physikalische Therapie einleiten (Wärme, Kälte) nach Absprache mit dem Arzt und Therapeuten • Auf gesunde Ernährung achten (wenig Fleisch und Wurst) • Krankengymnastik 2x die Woche

Literatur

Beikirch E, Roes M (2014): Projekt »Praktische Anwendung des Strukturmodells – Effizienzsteigerung der Pflegedokumentation in der ambulanten und stationären Langzeitpflege« – Abschlussbericht. Berlin/Witten

Bundesministerium für Gesundheit (2015): Handlungsanleitung (Version 1.1) zur praktischen Anwendung des Strukturmodells (ambulant/stationär) zur integrierten Strukturierten Informationssammlung (SIS) mit der Matrix zur Risikoeinschätzung der Maßnahmenplanung und der Evaluation sowie mit Hinweisen zum Handlungsbedarf auf der betrieblichen Ebene. Berlin.

Der Beauftragte der Bundesregierung für die Belange der Patientinnen und Patienten sowie Bevollmächtigter für Pflege (Hrsg.) 2017): Informations- und Schulungsunterlagen für Multiplikatoren/innen der Verbände und der Prüfinstanzen, Informations- und Schulungsunterlagen für Pflegeeinrichtungen und Multiplikatoren/innen zur Einführung des Strukturmodells in der ambulanten und stationären Langzeitpflege (Version 2.0). Berlin. https://www.ein-step.de/schulungsunterlagen/schulungsunterlagen/

Charlier S (2007): Soziale Gerontologie. Thieme, Stuttgart

Deutsche Schmerzgesellschaft e.V. (2021). Pressemappe Aktionstag gegen den Schmerz. https://www.schmerzgesellschaft.de/fileadmin/2021/pdf/3_Pressemappe_Aktionstag_gegen_den_Schmerz_2021_komprimiert.pdf

DNQP (2020): Expertenstandard Schmerzmanagement in der Pflege. Osnabrück.

Fischer T (2014): Der neue Expertenstandard im Überblick. Schmerzmanagement bei chronischen Schmerzen. In Heilberufe 2014; 66 (2) Pflege-Kolleg Chronische Schmerzen, S. 10–12

Fuchs J, Prütz F (2017): Prävalenz von Gelenkschmerzen in Deutschland. Journal of Health Monitoring 2(3):66–71. DOI 10.17886/ RKI-GBE-2017-056. https://edoc.rki.de/bitstream/handle/176904/2786/27awuoEVmBBXs.pdf?sequence=1&isAllowed=y

GKV-Spitzenverband, MDS e.V. (2015): PFLEGE-TRANSPARENZVEREINBARUNG AMBULANT (PTVA) Vereinbarung nach § 115 Abs. 1a Satz 8 SGB XI über die Kriterien der Veröffentlichung sowie die Bewertungssystematik der Qualitätsprüfungen nach § 114 Abs. 1 SGB XI von ambulanten Pflegediensten 7. Dezember 2015. 2017-05-17_PTVA_Teil_1.pdf (md-bund.de)

GKV-Spitzenverband, Vereinigungen der Träger der Pflegeeinrichtungen auf Bundesebene, Bundesarbeitsgemeinschaft der überörtlichen Träger der Sozialhilfe, Kommunale Spitzenverbände auf Bundesebene (2019): Vereinbarung nach § 115 Abs. 1a SGB XI über die Darstellung und Bewertung der Qualitätsindikatoren gemäß § 113 Absatz 1a SGB XI und der Ergebnisse aus Qualitätsprüfungen nach §§ 114 f. SGB XI – Qualitätsdarstellungsvereinbarung für die stationäre Pflege (QDVS) – vom 19.03.2019. https://md-bund.de/fileadmin/dokumente/Publikationen/SPV/Expertenstandards_113/QDVS_Vereinbarungstext_190319.pdf

GKV-Spitzenverband, Vereinigungen der Träger der Pflegeeinrichtungen auf Bundesebene, Bundesarbeitsgemeinschaft der überörtlichen Träger der Sozialhilfe, Kommunale Spitzenverbände auf Bundesebene (2021): Vereinbarung nach § 115 Abs. 1a SGB XI über die Darstellung und Bewertung der Ergebnisse aus Qualitätsprüfungen nach §§ 114 f. SGB XI – Qualitätsdarstellungsvereinbarung für die Tagespflege (QDVTP) vom 13.04.2021. QDV_Tagespflege_final_13.04.2021.pdf (md-bund.de)

Grobe TG, Steinmann S, Szecsenyi J (2016): Barmer GEK Ärztereport 2016. https://www.barmer.de/resource/blob/1026850/41528a9e5704bb-8d47e25e00707af4ba/barmer-gek-arztreport-2016-data.pdf

Höfel L, Draheim N, Häfner R, Haas JP (2016): Schmerzsyndrome des Bewegungsapparates bei Kindern und Jugendlichen. Z Rheumatol 2016 · 75:292–302 DOI 10.1007/s00393-016-0061-y Online publiziert: 18. Februar 2016

Höfel L, Draheim N, Haas JP, Ebinger F (2021): Schmerzmedizinische Versorgung chronisch schmerzkranker Kinder und Jugendlicher in Deutschland. Eine Bestandsaufnahme. Schmerz 2021 · 35:94–102. https://doi.org/10.1007/s00482-020-00510-9

MDS e. V. (Hrsg.) (2005): Grundsatzstellungnahme Pflegeprozess und Dokumentation. Handlungsempfehlungen zur Professionalisierung und Qualitätssicherung in der Pflege. Essen

MDS e. V., GKV-Spitzenverband (2019): Richtlinien des GKV-Spitzenverbandes für die Qualitätsprüfung in Pflegeeinrichtungen nach § 114 SGB XI, vollstationäre Pflege. Essen.

MDS e.V. (2019a): Fragen und Antworten zum neuen Qualitäts- und Prüfsystem für Pflegeheime ab Oktober 2019. https://md-bund.de/fileadmin/dokumente/Publikationen/SPV/PV_Qualitaetspruefung/F_A_Neue_QPR_ab_2019_Std_10_19.pdf

MDS e.V. (2019b): Fachinformation. Die neuen Qualitätsprüfungen in der vollstationären Pflege. https://md-bund.de/themen/pflegequalitaet/qualitaetspruefungen.html

MDS e.V., GKV-Spitzenverband (2020): Grundlagen der Qualitätsprüfungen nach den §§ 114 ff SGB XI Teil 1a – Ambulante Pflegedienste. Essen. https://md-bund.de/fileadmin/dokumente/Publikationen/SPV/PV_Qualitaetspruefung/QPR_Teil_1a_ambulante_Pflegedienste_MDS_2020-10_LZ.pdf

MDS e.V., GKV-Spitzenverband (2021): Qualitätsprüfung in Pflegeeinrichtungen nach § 114 SGB XI Tagespflege. Essen. https://md-bund.de/fileadmin/dokumente/Publikationen/SPV/PV_Qualitaetspruefung/220222_QPR_Tagespflege.PDF

Osterbrink J et al. (2012): Die Schmerzsituation von Bewohnern in der stationären Altenhilfe Ergebnisse einer Studie in Münster. In: Schmerz 2012 · 26:27–35 DOI 10.1007/s00482-011-1127-z

Schreier MM et al. (2015): Schmerz und Schmerzerfassung in Altenpflegeheimen Ergebnisse der OSiA-Studie. Schmerz 2015 · 29:203–210 DOI 10.1007/s00482-014-1509-0 Online publiziert: 23. Januar 2015

Schweitzer E (2018): Epidemiologie. In: Magistrat der Stadt Wien (Hrsg.): Schmerzbericht Wien: https://gesundheitsziele.wien.gv.at/schmerzbericht-wien-2018/

Register